Punto y coma

Punto y coma

El emotivo relato de una psicóloga con depresión

CAROL MARÍN

DIANA

Obra editada en colaboración con Editorial Planeta – España

Bajo el sello editorial DIANA M.R.
Avenida Presidente Masarik núm. 111,
Piso 2, Polanco V Sección, Miguel Hidalgo
C.P. 11560, Ciudad de México
www.planetadelibros.com.mx

Primera edición impresa en España: mayo de 2022
ISBN: 978-84-1344-166-5

Primera edición en formato epub en México: noviembre de 2022
ISBN: 978-607-07-9461-2

Primera edición impresa en México: noviembre de 2022
ISBN: 978-607-07-9454-4

Impreso en los talleres de Impregráfica Digital, S.A. de C.V.
Av. Coyoacán 100-D, Valle Norte, Benito Juárez
Ciudad De Mexico, C.P. 03103
Impreso en México – *Printed in Mexico*

Índice

Prólogo

Escribir un libro requiere no solo capacidades literarias y comunicativas, sino también cierto valor personal para abrirte a la mirada de los otros en todo aquello que plasmas. Además, añade otro valor, que no procede solo de las cualidades innatas de la autora (que demuestra tenerlas), sino de la decidida actitud de abrirse a sus lectores en ese universo que piensa y siente. En esa marejada interior a la que los demás no tienen acceso a través de la conducta visible. Eso que se da en nuestra intimidad, en nuestro espacio interior, en aguas profundas, en las que a veces ni siquiera nosotros mismos tenemos la capacidad de sumergirnos.

Este relato está escrito con sinceridad y apertura, sin tapujos, sin pretender disimular lo que su personaje principal siente en cada momento difícil, en cada amenaza, en cada miedo racional, en cada duda y, en definitiva, en cada instante en que la persona decae en sus capacidades de respuesta frente a la adversidad.

La lectura de cada una de las partes de este libro nos permite navegar de manera fluida, aunque a veces con cierto desasosiego, ya que de una u otra forma todos hemos vivido alguna vez los altibajos, sentimientos y emociones expresados por la autora.

Muchas veces nuestros pacientes nos dicen, con cierta dosis de desesperación: «Mire usted, yo la teoría me la sé, pero lo que no sé es llevarla a la práctica». Porque para saber lo que es una depresión, hay que vivirla.

A través de la lectura de este libro, tienen la oportunidad de conocer las claves de una depresión no solo pensada, sino también vivida. La autora tiene el mérito de ofrecernos una mirada de este hecho humano sintiéndolo en su propia piel, y a la vez de transmitirnos una experiencia vital atravesada por el conocimiento teórico. Y lo hace profundizando de manera comprometida, exponiéndose a sí misma a la inevitable movilización de sentimientos internos que, sin duda, requieren una posterior reparación.

Este es por tanto un libro para todos. Un libro para profesionales, por su rigurosidad de análisis psicopatológico y psicológico; y un libro para los más profanos, hayan padecido o no alguna vez depresión. Si la han padecido, porque pueden sentirse un poco más comprendidos, y si no, porque entenderán que la depresión es un hecho humano y, como tal, nadie está protegido contra ella.

Dicen que se teme menos aquello que se conoce. Pues la lectura de este libro permitirá desmitificar muchos aspectos de este padecimiento, cada día más frecuente en nuestra sociedad, que predispone a que algunas personas decaigan en sus defensas frente a situaciones de estrés como consecuencia de estilos de vida predepresivos.

Existen tres ideas preconcebidas sobre las personas que padecen depresión. La primera es la hipocondría, una forma de centrar la angustia en el cuerpo, donde, a falta de palabras, ésta se presenta como depositaria de lo «no dicho». La segunda es la idea de ruina, entendida como la pérdida de todo lo bueno que alguna vez tuvimos y que vemos alejarse con la convicción de que no volverá. Y por último, la idea de culpa, como resto de una cultura judeocristiana, que la persona deprimida asocia indefectiblemente a la idea de castigo, y más concretamente de autocastigo.

En el personaje de Alejandra, la enfermedad física se instala en un cuerpo que se resiente, atrapado por la ineficacia del lenguaje hablado, por la perplejidad y la emergencia de un malestar incomprensible y que aparece como un rayo en una mañana soleada. Al leer estas páginas es inevitable que emerja una resonancia afectiva en nosotros. Imaginamos a Alejandra viviendo en soledad las noches frías, o su dolor afilado en el pecho, o la desesperanza de un futuro que se oscurece como una luz asomada que se va.

Dicen que la depresión es como ver la vida tras un cristal oscuro. No es verdad, la depresión es «un cristal oscuro» en que la persona solo es capaz de mirar al pasado, un pasado salpicado de recuerdos tristes, muchas veces distorsionados por un ánimo pesimista y desesperanzado.

En fin, quedamos en deuda con la autora, por su coraje y valentía al poner ante nuestros ojos su personal experiencia de un alma que sufre. Pero también por regalarnos su prosa esclarecedora, su exquisito trabajo introspectivo, para saber de primera mano cómo es vivir una depresión y no solo pensarla, como tantas veces hizo ella. Y lo mejor de todo: por cómo supo encontrar de manera sencilla y elegante las palabras para decirlo.

Dr. Luis Fernández Portes

Introducción

Queridos lectores, comenzaré por presentarme. Mi nombre es Carol Marín y nací en Andalucía. Dicen que allá donde creces te crea un rasgo en la personalidad que se queda contigo para siempre. Por eso siempre me han definido como una mujer muy fuerte, con una sonrisa eterna y de carácter bondadoso, aunque no exento de sacar las garras cuando es necesario.

Soy licenciada en Psicología por la Universidad de Sevilla, donde más tarde me formé como psicoterapeuta al realizar un Máster en Psicología Relacional. Allí comencé a aprender esto que llaman psicología y psicoterapia. En definitiva, me preparé para ayudar a las personas que necesitan comprender qué les pasa, y ayudarles en su vida de la mejor forma que sé. Completé mi formación con un Máster en Medicina Familiar; así pude entender las artes de la negociación y, cómo no, el mundo legal, tan necesario últimamente.

En la actualidad soy psicoterapeuta de pareja y familia y trabajo en mi consultorio privado ayudando a las personas que me piden ayuda. Y ahora, en estos momentos en los que la depresión como trastorno ha subido a niveles insospechados, quiero arrojar luz sobre esta enfermedad. Quiero que todo el sufrimiento que he visto en tantas vidas, y que las ha hecho ser otras personas, se convierta en un mensaje de esperanza para todos los que estén inmersos en la oscuridad de este trastorno. Porque se sale cual ave fénix, con más fuerza que nunca. Solo hay que tener las herramientas adecuadas, confiar en los profesionales, creer de nuevo en ti y mirar a la enfermedad de frente y decirle «yo puedo contigo», porque todos tenemos luz en nuestro interior y solo tienes que encontrarla.

Les presentaré a Alejandra, una chica especial, con una energía inagotable para aparecer en los momentos de dolor y ayudar como si de un don se tratara. Su vida no ha sido fácil. Su camino ha estado lleno de sobresaltos, sufrimiento, lucha y alguno que otro éxito. Nació en la capital andaluza, Sevilla. De buena familia, como se suele decir, es la segunda de tres hermanos. De padres empresarios y muy trabajadores. Desde muy pequeña daba algunos indicios. Trazos de rebeldía en una adolescencia no muy complicada, y una juventud llena de experiencias que marcarían su camino.

Estudió psicología, y tuvo claro desde joven que su talento para comprender a los demás, una capacidad empática envidiable y un don de palabra eran herramientas que traía de herencia, y quería aprovecharlas. Desde que acabó la carrera, fue consciente de que su andar por la psicoterapia no iba a ser fácil. Se formó como psicoterapeuta de pareja y familia. Compaginó durante muchos años su pasión por la publicidad y la psicología. Comenzó desde muy temprano a ver casos, y no tardó en poner su propio consultorio. Aunque siempre estaba de arriba para abajo, corriendo entre los trabajos que tenía. Era una mujer multifacética, con una gran tolerancia al estrés y un don para llevar varias cosas a la vez.

Enamoradiza, pero con cabeza. A los veintiséis años se encontró con Ignacio, un madrileño de origen valenciano, sencillo, creativo y con un sentido del humor que la cautivó.

Comenzaron una relación a distancia, y a los cinco años decidieron iniciar una vida como pareja y casarse.

Pasó por varios trabajos relacionados con la publicidad y el marketing. No fue una etapa fácil, pues estuvo llena de tropiezos y obstáculos. Su bondad le trajo muchos disgustos. Se sentía muy incomprendida. No lograba entender que la vida es imperfecta y que las personas tienen varias caras, alguna de ellas como la cara oculta de la luna, esa que, sorpresivamente, cuando la descubres, es una decepción asegurada. Siempre la definían como una luchadora nata, con una resiliencia envidiable. Pero Alejandra no sabía que tanta fortaleza, en algunos momentos, no te lleva a buen puerto. Tener la capa de Superman todos los días puesta no era tan bueno como creía.

La fortaleza debería ser un valor a conservar, siempre y cuando sepas gestionarla. Ser fuerte por mucho tiempo puede llevarte a padecer una enfermedad mental que genera un sufrimiento extremo. Y eso le pasaría a ella; un día, su vida se quebró, y comenzó su camino por la depresión. Les contaré su historia. Como el diagnóstico la dejó fuera de combate, y tuvo que cambiar la forma de afrontar su vida, la percepción de su mundo ya nunca sería la misma. La historia de Alejandra es el ejemplo de cómo superar la depresión. De cómo, poco a poco, con la ayuda de profesionales, familia, amigos y una fuerza interior bien orientada, se llega a superar esta enfermedad.

1

El comienzo

Como todos los días, Alejandra cerró la puerta de su despacho. Pero esta vez no tenía la misma sensación de siempre. No porque sintiera que hubiera realizado un mal trabajo, todo lo contrario, Alejandra llevaba más de veinte años ejerciendo como psicóloga y pocas veces se sentía abatida en su consultorio. Sin embargo, ese día algo se rompió en su interior.

Dicen que «en casa del herrero cuchillo de palo». Parece que ser psicóloga conlleva una inmunidad a ciertas enfermedades. Y nada más lejos de la realidad. Alejandra no solo tenía un currículum intachable, sino un nombre dentro de su profesión. Le llegaban pacientes de diversos lugares, trabajaba *online* con personas de diferentes nacionalidades, y siempre tenía la sensación de no estar trabajando, pues la psicoterapia era su pasión. Se había hecho un hueco como psicoterapeuta de pareja y familia, luchando desde el principio con seriedad y profesionalismo. Nadie le regaló nada. Había logrado tener un despacho a su gusto, cómodo y con cierto diseño. Tenía un pizarrón de cristal y un sofá gris perla. Era un despacho espacioso con una estantería repleta de libros. Compartía la clínica con otras cuatro psicólogas, cada una con su despacho, y un psiquiatra, Jorge.

Alejandra sin duda hacía bien su trabajo, porque su consultorio siempre estaba lleno de pacientes. ¿Podrían imaginarse a cuántas personas habría ayudado? Había tenido pacientes de todo tipo, con situaciones muy diversas. De diferentes edades, con distintas problemáticas, con contextos tan distantes e iguales a la vez. Y cuando llevas tantos años trabajando, algunas veces, y solo algunas, crees que eres inmune. Conoces los síntomas, reconoces al instante determinadas enfermedades que presentan cada día tus pacientes: la ansiedad, la depresión, la angustia, un TOC, etc. Ese era su día a día.

Conocer a Alejandra era una experiencia única, y más si era en el entorno terapéutico. Era muy entregada a sus pacientes. Tenía la capacidad de expresar la palabra correcta y necesaria en cada momento. Era carismática, podía estar pasando por un mal momento personal y nadie en el consultorio podría sospechar que le ocurría algo. Siempre tenía una sonrisa que calmaba las angustias más feroces. Sus pacientes siempre le decían que ir allí, encontrarse con ella y sentarse en su sofá gris era tener una hora de descanso en su día. Una hora en la que ella, como si de un cirujano se tratara, abría sus almas y curaba sus heridas más profundas. Salías de su consultorio no solo con algo nuevo aprendido, salías con menos peso en la mochila, esa que todos llevamos y llenamos a lo largo de la vida de piedras innecesarias. Tenía la capacidad de ayudar a cambiar la actitud de las personas, a hacerles ver que la vida era un regalo a pesar de las dificultades.

Alejandra no era especialmente optimista, más bien tenía una capacidad de resiliencia envidiable. Redefinía constantemente todo lo que pasaba en su vida, que no era poco. Y así, con ese ejemplo de vida y de superación sin pausa, ayudaba a sus pacientes como nadie. Tenía un don especial para comprender los problemas ajenos. Y sabía utilizarlo para empatizar mejor.

Y un día todo falló. Ese día, su vida cambiaría para siempre.

Alejandra no era consciente de lo que se le venía encima. No tuvo la capacidad de detectar qué le estaba pasando. Sabía que algo ocurría dentro de ella; sin embargo, no prestó atención a las señales que su cuerpo le llevaba enviando a diario. Era consciente de que le costaba más terminar el día. Se quejaba de fuertes dolores de cabeza. Además, siempre se sentía fatigada, se mostraba irritable, nada típico en ella.

Alejandra era una mujer enérgica. Se levantaba cada día cantando y con una energía envidiable. Era la mujer de la gran sonrisa. Tenía una risa muy pegajosa; cuando reía, contagiaba el buen humor a todos los que la rodeaban. Pero últimamente se despertaba sin ganas de nada. Se sentía perdida, parecía un robot. Iba al despacho sin ilusión, aunque cuando se sentaba con sus pacientes todo cambiaba, y podía sentirse de nuevo viva. Eso la asustaba, pues no se sentía bien, aunque no sabía por qué. Tenía la sensación de sentirse disociada. Por un lado, tenía tristeza, apatía y la sensación de terminar el día sin energía. Y por otro, cuando estaba con sus pacientes, estaba llena de vida, como siempre era ella. Volvía a su casa con extrañeza, no sentía que perteneciera allí.

Alejandra estaba casada con Ignacio. Veinte años juntos, formando un equipo envidiable. Nunca se les veía discutir. Tenían dos hijos, Ignacio y Manuel, de trece y diez años respectivamente. Ambos eran sus vidas. Ignacio vivía para sus hijos, lo llevaba todo. Ignacio es de esos hombres que ya no se ven. Gran padre, buen amigo, buen compañero y comprensivo como jamás Alejandra pudo imaginar. Era autónomo, eso le hacía tener un horario muy flexible para poder estar más pendiente de los niños.

Alejandra comenzó a sentirse extraña cuando volvía a casa de trabajar. Sentía que no pertenecía a ese mundo. Solo le quedaban ganas de meterse en la cama y no deseaba hablar con nadie. La familia la esperaba, los hijos le reclamaban más atención; ya se hacían mayores y querían compartir más tiempo con ella. Su marido se cansaba de llamar su atención, comenzaba a cansarse de recriminarle su ausencia constante y su falta de implicación en la familia: con los hijos, con la casa, con el día a día.

Alejandra no podía explicar lo que le pasaba. Había veces que se miraba al espejo y no era capaz de reconocerse. Ella es de piel blanca, con los ojos azules y el pelo rubio dorado. Su tez se volvió apagada, no tenía luz en la mirada y sus ojos se volvieron grises. Su sonrisa dejó de estar presente y su mirada se volvió perdida. Se sentía ausente de forma constante, no comprendía por qué sus emociones no afloraban, por qué no podía controlar sus pensamientos. Sentía que su mundo, ese en el que ella siempre se había sentido segura, había desaparecido.

Le costaba dormir, algo inusual en ella, pues siempre había dormido las horas necesarias sin ningún tipo de problema. Jamás había sabido qué era el insomnio, y aunque muchos de sus pacientes lo sufrían cada noche y se lo contaban en las sesiones con temor, ella no supo lo que era hasta que dejó de poder dormir.

Fue entonces cuando comenzaron las noches de insomnio y pasaba las madrugadas en vela. No podía conciliar el sueño, y los minutos llegaban a convertirse en horas. La ansiedad por dormir se hacía patente, y comenzó a comprender cómo se podían sentir los pacientes cuando le comentaban el pánico que sentían al llegar la noche. El silencio se apoderaba de la casa, los niños e Ignacio dormían. La cama se hacía pequeña con tanto vaivén. Nada la hacía conciliar el sueño y el silencio la atormentaba. No podía soportarlo. Se ayudaba del celular y, entre el Candy Crush, Instagram y videos de YouTube, iba pasando las horas. Se leía todos los periódicos digitales, y, la verdad, no sabía qué era peor, si no dormir o leer las noticias de la evolución de la pandemia que acechaba al mundo en esos momentos.

Había días que se sentía como una autómata, sin emoción alguna; ponía el piloto automático y pasaba el día tal y como se esperaba de ella. Cada vez le costaba más relacionarse con su mundo. Su familia, sus amigos... Sentía que su vida se iba diluyendo, como si fuera un terrón de azúcar en un vaso de agua que remueves para aliviar los dolores musculares de un día duro de entrenamiento. Así se sentía ella, estaba desapareciendo.

Se sentía cada vez más vacía, cada vez más neutra, cada vez menos ella. Y no es que estuviera en un proceso de despersonalización, muy al contrario, creo que en ese momento en ella comenzó el verdadero proceso de cambio, aunque fuera a través de la enfermedad que vino después. Más tarde entendería que un proceso de cambio precede a un momento convulso, lleno de turbulencias, confusión y desesperación por la incomprensión del momento.

Su cuerpo había comenzado a decir basta. Acumulaba síntomas y Alejandra no detectaba qué le estaba pasando. Demasiado aguantado, demasiado sufrido. No estaba siendo consciente hasta que un día despertó y pudo verbalizar un «no puedo más». Ese día se dio cuenta de que su vida no tenía sentido, y la pregunta que se hacía de forma constante era «¿por qué?».

Aparentemente, todo estaba bien. Todo su mundo seguía igual. Sus hijos tenían su rutina diaria, como cada día. Escuela, estudios, partidos de futbol, amigos, cena, platicar en familia y a dormir. Ignacio seguía como si nada ocurriera, o al menos eso parecía. Sin embargo, ella miraba a su alrededor, como si de una extraterrestre venida de Marte se tratara, y no lograba entender nada.

Sentía que perdía la capacidad de expresarse por momentos. Necesitaba decirle a su mundo, a la gente que la rodeaba, que la ayudara. Necesitaba gritar «ayúdenme, no puedo con esta sensación de no sentir nada». Pero nadie la escuchaba, la voz ya no le salía del cuerpo.

La nada le aterraba. Ya la había estudiado con su gran maestro Pedro, desde un punto de vista psicoanalítico. Sabía que después de ese sentimiento venía la angustia más desgarradora. El ser humano no soporta sentir el vacío, pues lo llega a interpretar como la muerte en sí. Es lo que en términos psicoanalíticos se describe como la energía del Tánatos, tal y como la describió Freud. Fue cuando comenzó a ser consciente de que la energía del Eros (la vida) desaparecía por minutos de su cuerpo. Entonces pensó que el Tánatos estaría presente durante mucho tiempo en su vida. Y a partir de ahí el miedo a vivir se adueñó de ella. Y tras él, cómo no, aparecería la temida angustia.

Freud consideraba la angustia como una señal de alarma ante un peligro interno. Esta angustia provoca unas formas particulares de defensas que son los síntomas neuróticos y las defensas del carácter. La palabra *angustia* está emparentada con la latina *angustus*, que significa «estrecho». El sentimiento de angustia patológico o neurótico puede manifestarse por síntomas somáticos, conductuales y subjetivos. Los síntomas somáticos pueden ser cardiovasculares (taquicardia, palpitaciones, dolor precordial, palidez, accesos de calor), respiratorios (disnea, hiperventilación, suspiros, sensación de ahogo, opresión torácica), digestivos (bolo esofágico, náuseas, vómitos, diarreas, aerofagia, dispepsia), genitourinarios (polaquiuria, eyaculación precoz, frigidez, incontinencia), neuromusculares (tensiones musculares, temblor, cefalea tensional). La angustia también puede exteriorizarse a nivel conductual en forma de inhibición o inquietud psicomotriz, incapacidad para estar sentado, restregamiento de las manos, movimientos continuos, etc.

La ansiedad también estaba presente en Alejandra. Sabía que se manifestaría por el temor a volverse loca o morir, la sensación de esperar lo peor, de que algo malo le pudiera sobrevenir a ella o a un familiar, la dificultad de concentración, los sobresaltos a los ruidos, etc. Toda enfermedad psiquiátrica puede presentar angustia y ansiedad, y en algunas de ellas, como en los trastornos depresivos, puede ser un síntoma dominante.

Y así fue en ella: la angustia vino una mañana fría de enero y se quedó por mucho tiempo. Controló su vida, sus pensamientos y su día a día. Se despertaba con ella y se acostaba con ella.

La angustia te desgarra por dentro, tienes la sensación de que va conquistando tu cuerpo poco a poco. Pero no es una conquista agradable, de eso estaba segura. Intentas luchar contra ella, intentas que nadie a tu alrededor note su presencia. Sin embargo, es imposible. Todos la notan. Porque se ve en los ojos, en la tez, en los movimientos agitados, en la sensación de derrota, en la desesperación más absoluta.

Su cara se volvió gris por minutos, su mirada se apagó esa mañana fría. Su color de ojos, azul, que tanto había brillado antes, cambió a un color gris apagado. Sin brillo en la mirada, reflejaba la sensación del mayor abatimiento que había sentido jamás. Alejandra lo vivió con una continua negación. No era consciente de que la enfermedad ya era su mejor amiga. Y así estuvo apagada por mucho tiempo. Fiel reflejo de la batalla que se libraba dentro de ella.

Sentía miedo al despertar; las mañanas eran aterradoras. Era abrir los ojos y sentir el cuerpo helado, sin vida, sin sueños. Y para entonces su amiga la angustia volvía a aparecer. No era capaz de describir el dolor que sentía. A pesar de haber tenido una vida llena de disgustos, de altibajos, de situaciones difíciles, jamás había sentido un dolor emocional tan cruel que inundaba su cuerpo por completo. Llegaba a paralizarla en algunos momentos, dejándola incluso sin respiración. Hubo veces en que sintió que la vida ya no tenía sentido.

Cuando comenzaba ese dolor indescriptible, le seguía un llanto incontrolado. Un llanto que no era capaz de manejar; deseaba con todas sus fuerzas que se fuera cuanto antes, pues, cuantas más lágrimas derramaba, más dolor sentía. Las lágrimas la paralizaban.

Alejandra era consciente de que algo no iba bien. Esa tristeza aguda y la angustia desbordante no eran indicativas de una persona que se encontrara bien. Incluso había días que se tiraba al suelo, encogida en posición fetal, pidiendo en silencio que alguien la agarrara fuerte y le dijera «tranquila, todo va a salir bien». Pero la realidad era otra muy distinta.

Tenía una vida llena de tareas diarias a las que no sabía decir que no. Ignacio y ella habían acordado que él llevaba a su hijo mayor a primera hora y ella se encargaba del pequeño. Y así era como lo hacían cada día.

Para ella, poner un pie en el suelo, literalmente, era como sentir que jugaba el juego de «el suelo es lava». Ese juego que a su hijo pequeño tanto le gustaba. Algunas veces, iba corriendo y le gritaba: «¡Mamá, el suelo es lava! Tres, dos, uno...», y entonces se debían subir a donde pudieran para que la «lava» no les quemara los pies.

Así se sentía cada día al despertar. Al incorporarse en la cama y ser consciente de que ponía los pies en el suelo, era como si en su interior alguien le gritara «el suelo es lava». Aun así, debía colocar los pies, incorporarse y despertar a Manuel, con la mejor de sus sonrisas, con sus besos y susurrando buenos días al oído, como había hecho siempre. No es que no lo sintiera, es que sencillamente prefería quedarse en la cama, taparse y dejar que pasara el día.

Cuando dejaba a Manuel en la escuela, Alejandra se dirigía a su consultorio. Un lugar donde se encontraba en paz, donde podía sentir que era útil y donde se sentía siempre realizada. Cuando terminaba en el consultorio, volvía a su rutina. La rutina de un hogar que se le hacía ya roto, a atender a unos hijos que no quería que la vieran pasarla mal. Era consciente en todo momento de que todo su alrededor sufría. Lo podía ver en sus miradas, lo podía sentir cuando le preguntaban cómo se había levantado ese día, y siempre pensaba «no es cuestión de cómo me siento, sino de cómo voy a llegar al final del día».

Cada día que pasaba entraba a la puerta de los infiernos. No era capaz de sentir, no era capaz de pensar, solo encontraba luz y paz viendo a sus pacientes. Algo que le llamaba la atención, pues, si estaba en esa situación, debería de estar mal en todos los sentidos. No comprendía cómo podía enfrentarse a ocho casos diarios, con sus complicaciones, y seguir ayudando a salir adelante a esas personas que habían confiado en ella. No lograba entender cómo podía seguir siquiera respirando.

En el consultorio trabajaban varios profesionales. Casi no hablaban, pues cada uno gestionaba sus casos y no les daba tiempo de saber cómo les iba la vida. Aun así, intentaban convivir cada cierto tiempo y ponerse al día. Tenían reuniones cuando compartían casos, sobre todo con el compañero psiquiatra, Jorge. Tenía sesenta y cuatro años y era uno de los mejores profesionales que Alejandra había conocido. Confiaba mucho en él, no solo por sus conocimientos, sino porque tenía un gran ojo clínico, como se dice vulgarmente. A Alejandra le encantaba salir con él después de trabajar y comentar la vida. Para ella era un sabio como pocos, y sus reflexiones eran siempre palabras de un maestro. Alejandra le tenía una gran admiración y prueba de ello es que siempre confiaba en él para derivarle los casos más complejos, que necesitaran de medicamento o apoyo de un profesional como él.

Fue entonces, una tarde cualquiera del mes de enero, cuando Alejandra se lanzó al despacho de Jorge y le preguntó si podía hablar con él. Sin vacilar, él observó, durante diez minutos desgarradores, cómo verbalizaba, entre sollozos y cortes de respiración, que no quería seguir viviendo. Que no podía comprender qué le pasaba, y que, por favor, la ayudara porque sentía que la vida se le estaba escapando entre los dedos. Y así fue como supo el nombre y el apellido de aquello que estaba pasando en su vida.

Reflexiones de una psicóloga:

- Definir la depresión no es tarea fácil. La diversidad de síntomas y su forma de presentarse tienen mucho que ver con cada persona, con su experiencia y con su situación vital. Aunque comparten un espectro general, y por ello se puede diagnosticar, hay situaciones muy diversas que complican la superación. Por ello es esencial ponerse en manos de un profesional cuanto antes.
- Hoy en día se diagnostican los casos con precisión, y tenemos más conocimiento sobre este trastorno, que se ha vuelto un mal endémico en nuestra sociedad. Pero no hay que confiarse. Su índice de prevalencia crece como la espuma y el índice de suicidios está en picos desorbitados.
- Sentir vergüenza, aguantar hasta no poder más, negar los síntomas o ponerse la capa de Superman no son buenos aliados para salir de esta enfermedad. Apostar por la sanación, un buen tratamiento y ser consciente de que es posible superarla es vital para poder dejar atrás esa especie de pesadilla en la que uno se ve envuelto.
- La vida se vuelve oscura, no se tiene una proyección clara del futuro, adentrarse en una negación constante de la propia vida, sin sentir aprecio por ella ni por uno mismo son síntomas inherentes al trastorno depresivo. Hay diferentes tipos de depresión, y no todas se presentan igual, pero quien no ha padecido esta enfermedad jamás sabrá qué significan la tristeza profunda y la incapacidad para manejarla.
- Sentir que no estás en soledad, que hay profesionales de la medicina, de la psicología y de la propia farmacología es importante. No cerrar la puerta a curarse, por muy gris que se sienta la vida, es primordial.

2

La depresión, la enfermedad

La depresión seguramente sea el trastorno más habitual en España y peor comprendido por la sociedad. Les aseguro que la tristeza, el abatimiento por una causa real, no es una depresión, ya que ésta va mucho más allá de lo que podamos imaginar. Conlleva un importante sufrimiento para la persona que la padece, y para aquellos que la rodean. Es una enfermedad en apariencia conocida, y se habla de ella como si de un resfriado se tratara; sin embargo, el padecimiento es extremo en sus fases más agudas. Aunque gracias al avance científico, y a que cada vez hay más profesionales sensibilizados con esta enfermedad, hay tratamientos farmacológicos y psicoterapéuticos que ayudan de manera eficaz para al menos aliviar los síntomas más severos.

La depresión no es una tristeza (aunque sea aguda) por la muerte de un amigo, de un familiar, o porque tu pareja terminó contigo, o porque no logramos aquello que tanto deseábamos y que al final se nos negó por la razón que fuera. La depresión va más allá. Es una enfermedad grave, y les aseguro que no se puede tomar a la ligera.

Siempre me han hecho mucha gracia las personas que comentan, en los centros de salud o a los suyos, «tengo poquita depresión». ¡Por Dios! Ni que el cuerpo se dividiera en trocitos y la depresión afectara solo a un poquito. Ésta afecta al cuerpo y a la mente de forma completa, en toda su expresión. Este trastorno afecta a más de trescientos cincuenta millones de personas en el mundo, de las cuales más de la mitad no recibe tratamiento. No se conocen las causas que lo provocan, aunque sabemos que hay factores genéticos, vivenciales, cognitivos, de personalidad, medioambientales o incluso contextuales que intervienen en su aparición.

La depresión, en función de su etiología, puede clasificarse como endógena, psicógena u orgánica. La depresión considerada endógena no muestra causa aparente o ligada a una predisposición del individuo. La psicógena se asocia a la propia estructura de personalidad del sujeto o incluso a una reacción a los acontecimientos que le sucedan. Y por último, la orgánica tiene que ver con una enfermedad médica o incluso con el consumo de fármacos específicos.

La tristeza vital es el síntoma por excelencia de la depresión. Pero ¿qué diferencia hay entre la tristeza de una persona sana y la de una persona con este trastorno? Las diferencias no solo son cuantitativas o de intensidad vivencial, sino de la sintomatología tan compleja que cada tipo presenta.

La depresión es una exageración persistente e involuntaria de los sentimientos relacionados con la tristeza. No es ninguna tontería y no se cura uno escuchando frases como «échale ganas, esto es cuestión de actitud». Muy al contrario, es lo peor que se le puede decir a una persona con este tipo de trastorno. Quienes padecen una depresión no pueden decir simplemente «se acabó, esto no puede ser, mañana me pongo bien». La depresión puede aparecer sin ningún desencadenante y puede conllevar un riesgo vital. No hay ningún síntoma que la diferencie con claridad de los estados de ánimo bajos, ya que los síntomas son similares en ambos casos, aunque por lo general en la depresión son de mayor intensidad y duración.

No se suele saber que no hay solo un tipo de depresión, sino alrededor de ocho, y que se puede complicar por el tipo de personalidad del paciente y otros factores, como si cursa con ansiedad, con características mixtas, con características melancólicas, atípicas, psicóticas, etc.

Alejandra, al entrar en el despacho de Jorge, sintió por primera vez un miedo que jamás había sentido. Era consciente de que no sería capaz de expresar lo que sentía. Sin embargo, fue el último día que tuvo valor, y contó qué le pasaba, qué pensaba. Esa tarde, en esos minutos, entendió que necesitaba ayuda y comenzó a describirle qué le pasaba. Le describió la angustia, el miedo y todos los síntomas que le aparecían cada día. Jorge lo tenía claro desde que entró por la puerta de su despacho. «Alejandra, tienes una depresión, estás en un estado que tienes que parar y ser consciente de lo que te pasa».

Alejandra sintió cómo su vida en ese momento se acababa. Negaba el diagnóstico. «No puede ser», se repetía una y otra vez. Era imposible. Ella era psicóloga. Negaba toda la información que Jorge, su gran compañero, le acababa de dar. Paralizada, en medio de un despacho que se le hizo enorme por segundos, no quería creer bajo ningún concepto que su diagnóstico era un trastorno depresivo. En ese momento se sintió tan pequeña, tan frágil, tan perdida, que solo supo bajar la cabeza y aceptar la sabia reflexión de Jorge. Entonces su querido compañero y amigo le indicó que tenía que medicarse. No le dio opción, tomar medicamento era condición imprescindible para salir de la depresión. Su enfermedad no era cualquier cosa. Era un trastorno de adaptación o trastorno ansioso depresivo.

La clasificación internacional de enfermedades (CIE) define este tipo de trastornos como estados de malestar subjetivo acompañados de alteraciones emocionales que suelen interferir en la actividad social y que aparecen en el periodo de adaptación a un cambio biológico significativo o a un acontecimiento vital estresante. El agente estresante puede actuar de forma individual o en la colectividad a la que pertenece el sujeto. Más que en el caso de las reacciones a estrés grave previamente expuestas, los trastornos de adaptación están mediados por una predisposición o vulnerabilidad individual.

Y así fue, Alejandra se sentía muy sola, abatida, al verlo escribir con su pluma la receta con el nombre de un medicamento que se negaba a tomar. No lo podía creer, había visto mil veces hacer una receta, era algo habitual en ella, pues era psicóloga, y derivaba muchos pacientes a su compañero para que los viera y pudiera tener un diagnóstico más certero para mandarles normalmente el medicamento ajustado al trastorno que presentaban. No podía creer su afirmación tan rotunda: «Es imprescindible que te mediques y pidas ayuda a un compañero o una compañera, para que, en paralelo, te asista y puedas resolver qué te trajo hasta aquí».

Salió del despacho abatida, sintiéndose perdedora e incluso culpable por todo lo que le pasaba. No sabía por qué, pero así era. Salió de la clínica y fue directa a la farmacia, llorando y sin poder respirar. De nuevo, su «amiga» la angustia —como ella le llamaba— se hacía presente para complicarle aún más el momento que acababa de vivir. Y allí estaba, pidiendo un medicamento, con las manos temblorosas, con las lágrimas brotando a borbotones. De Alejandra siempre habían comentado que tenía un sentido del humor extraordinario, y en ese momento tan doloroso y a la vez tan kafkiano para ella pensó «menos mal que tengo el cubrebocas, de lo contrario no sé qué pasaría». No sabía dónde meterse, solo pensaba que la farmacéutica se daría cuenta de que estaba enferma, seguro. Bueno... solo tenía que leer la receta. Y sonreía mientras las lágrimas brotaban, el cubrebocas se empapaba y pensaba «esto no me está pasando a mí».

Le costó sacar la receta de la bolsa, doblada como si quisiera que nadie la leyera, con la mano temblorosa, entre un mar de lágrimas, y con el miedo helándole la piel. Fue en ese momento cuando por fin se derrumbó, perdió el equilibrio y cayó al suelo. «Ya no puedo más —exclamó, mientras intentaba esbozar una leve sonrisa—. Lo siento, no me siento muy bien». La ayudaron a incorporarse, le ofrecieron agua, y la empleada le dijo al oído: «No te preocupes, todo va a estar bien. Tranquila, confía en ti, te conozco y saldrás más fuerte que nunca».

Pero Alejandra no creía en sus palabras, caían en un saco ya roto de tanto arrastrarlo en la vida. Le parecía que hablaba de una persona que ya ni siquiera conocía. Salió de la farmacia, cual zombi en una ciudad contaminada de seres extraños. No sabía ni dónde estaba su coche; es más, no sabía ni si había ido a la consulta en coche.

Muchas veces iba en una moto rentada, de estas eléctricas que se encuentran en las grandes ciudades. A ella le encantaba todo lo relacionado con la innovación; el mundo *start-up* la enamoraba. Le habría gustado poner alguna empresa, de tal palo tal astilla. Su padre era empresario, y crecer en una familia de empresarios hace que la vida laboral se vea desde otra perspectiva.

A veces incluso se regresaba caminando a casa, pero ya no podía ni siquiera planteárselo. El cansancio era enorme, y las piernas las sentía cada vez más pesadas. Hacer el camino de vuelta a su casa desde el despacho le parecía como hacer el Camino de Santiago. Y en ese preciso instante no sabía nada, era la sensación de tener la cabeza vacía. ¿Dónde estaban sus pensamientos? No podía acceder a ellos. No recordaba dónde había dejado el coche, no podía recordar cómo había llegado hasta allí. Y finalmente, decidió ir a donde solía estacionar el coche, y así, en el paseo hacia él, el frío y el viento aliviaron sus lágrimas. Y allí estaba, parecía que hubiera encontrado el tesoro de Tutankamón: su coche. Pudo acceder a él y sentirse más segura. Solo podía preguntarse cómo había llegado a ese estado. Cómo podía sentirse así, en qué momento, cómo no se había dado cuenta. Con una bolsa de la farmacia, con un medicamento que debía tomarse, perdida, sin rumbo, y lo más duro: sin saber a dónde ir.

Arrancó el coche de forma automática, como lo haríamos todos, puso música, y de inmediato de nuevo la angustia hizo acto de presencia. Un dolor insoportable en el pecho, una sensación de no entender nada, un nudo en la garganta que le impedía respirar con normalidad y una incapacidad para parar de llorar... No podía respirar, y era una sensación muy extraña porque se daba cuenta de todo, pero a la vez no podía pararlo, aunque quisiera. La angustia se hacía enorme por momentos.

Poco a poco, después de casi quince minutos, que le parecieron un año completo, pudo reaccionar y entender que, de momento, no podía escuchar música. Era un estímulo que desencadenaba una situación que no podía controlar. No podía creerlo; «la música no, por favor», se repetía una y otra vez. Como si no pudiera controlar qué sentía o qué no sentía. Como si alguien del exterior manejara los hilos de su existencia. Pedía a gritos que no le afectara escuchar música porque hasta entonces era lo único que la aliviaba.

Alejandra era una enamorada de la música, de todo tipo de música. En ese momento, manejando hacia su casa, solo pensaba en cómo iba a salir sin música. Le encantaban el flamenco, el *jazz*, la *bossa nova*. Aunque no era muy exquisita, la verdad, escuchaba música siempre que podía. Era normal verla con los audífonos por la calle tarareando las canciones que Spotify le presentaba como descubrimiento semanal. Era capaz de escuchar casi cualquier canción; en función del estado de ánimo que tuviera, elegía una cosa u otra. Recordó, en ese preciso instante, que meses antes, con su amiga Lola, habían puesto la música a todo volumen en el coche y bailado como quinceañeras. Sonriendo a la vida con tanta fuerza como podían. Y ahora no era capaz siquiera de escuchar un acorde sin entrar en una cascada de emociones que la colapsaban. No encontraba explicación.

Para Alejandra llegar a casa era tener sentimientos encontrados. Allí se sentía protegida, controlaba dónde estaba, y aunque la cama era el único lugar donde deseaba estar, tenía que atender a sus hijos y a su compañero de viaje, su marido Ignacio. Sin embargo, ahora no deseaba ni entrar, porque sentía que ya no podía reprimir lo que sentía, cómo se encontraba. Tenía la sensación de que su alma estaba rota en mil pedazos y que tenía que evitar que las personas de su entorno pisaran cualquier trocito. Ese momento de entrar por la puerta como si nada pasara, conservar la calma y sonreír no lo iba a poder sobrellevar. Su cabeza le decía que sí, y otra vocecita le decía que no. Fue lo último que pudo hacer. A partir de ese día su mundo se derrumbó.

Entró, y se encontró la situación de cada día. Ignacio, en la sala, estudiaba con Manuel, repasando las tareas que tenía que entregar al día siguiente. E Ignacio hijo, en su habitación, jugaba videojuegos con sus amigos. Tocaba entonces entrar, saludar y compartir tiempo con ellos. Pero se le hacía imposible.

Alejandra vivía en un departamento normal. Al entrar, la cocina quedaba justo a la derecha, e ingresabas casi directamente en la sala. Al fondo, una puerta blanca, siempre abierta, dividía las zonas comunes de las habitaciones. Desde la puerta de entrada se podía ver un pasillo y al final su habitación. Sintió como si ese pasillo fuera kilométrico. Era consciente de que no podía parar de llorar, y no quería asustar a sus hijos y tampoco a Ignacio. Así que bajó la cabeza y entró a la sala. Su hijo Manuel se echó corriendo a sus brazos, como era normal, y le decía: «Mamá, por fin». Manuel era su pequeño ángel. Un ser lleno de luz, de inocencia y un poco travieso. Le encantaba experimentar y mezclar todo lo que cayera en sus manos. Alejandra no podía estar más orgullosa de sus hijos. Ignacio hijo no se quedaba atrás. Era otro ángel, aunque ya mucho más mayor. Ignacio era un niño muy corpulento, y con un corazón que no le cabía en el pecho. Algunas veces Alejandra se preguntaba cuánto sufrirían sus hijos el día de mañana con esa bondad e inocencia que los caracterizaba.

Cuando terminó de saludar a Manuel, esbozó una leve sonrisa y en silencio se dirigió a su habitación. Se dejó caer en la cama y soltó la bolsa en el suelo, como quien tira sus mayores secretos por los suelos. Y en ese momento entró Ignacio por la puerta. Su marido. Con cara de preocupación le preguntó qué le pasaba. Ella ya no podía hablar, no le salían las palabras. Tenía la sensación de un nudo constante en la garganta, y cuando intentaba comentar algo, la garganta era como si se cerrara y no dejara paso a las palabras. Aun así, logró explicarle su tarde en el consultorio y lo que había hablado con su compañero Jorge.

Ignacio no sabía qué decir, la abrazó y le dijo que todo saldría bien, que no se preocupara, que ahora lo que tenía que hacer era descansar y no pensar. Que poco a poco saldría de ésta, y que saldría más fuerte y mejor.

Reflexiones de una psicóloga:

- En psicoterapia no solo se trabajan las causas que han podido provocar la depresión, sino que se facilitan herramientas para poder afrontar este proceso con una mejor actitud.
- Ya lo dice Luis Rojas Marcos en su libro *Somos lo que hablamos*: «El diálogo interno tiene un poder terapéutico que nos ayuda a mejorar la relación con nosotros mismos». La depresión daña de forma esencial esa relación. Y en psicoterapia se ayuda a restaurar ese vínculo: el más importante de nuestra vida.
- El amor propio es dañado sustancialmente. Dejamos de creer en nosotros mismos, el futuro se difumina ante nuestros ojos sin esperanza ninguna. El color gris, incluso negro, se adueña de la vida para anclarnos en la desesperación y la angustia más profundas. Y por ello restaurar el diálogo interno, sin juzgarnos, es prioritario para poder mejorar.
- Buscar apoyos en la familia, los seres queridos, los amigos, es una opción a tener en cuenta. Perder la sensación de vergüenza para poder comunicar cómo nos sentimos a quien más nos estima nos ayudará a mejorar.

3

La angustia

La angustia es una respuesta psicológica que se caracteriza por aparecer como reacción ante los síntomas de la ansiedad, el miedo o un peligro desconocido. Es un estado emocional intenso interpretado como muy desagradable e insoportable. La angustia como tal es un síntoma dominante en el trastorno depresivo. Y no seré yo quien la defina, aunque sigue habiendo confusión entre ansiedad y angustia.

Para Alejandra, la angustia era una paralización de su «yo». Es decir, su psique se paralizaba. Era una sensación de no continuidad, de no poder seguir. Era la incapacidad para hacer algo. Además, siempre iba acompañada por el miedo, un dolor en el pecho insoportable, un llanto que la dejaba sin respiración y la incapacidad de expresar el dolor. Cuando su familia o sus amigos le pedían en algún momento que explicara qué le pasaba, no era capaz. Era el dolor de un alma rota en pedazos. Era la única expresión que podía definir cómo se sentía en esos momentos.

Experimentaba abatimiento, tristeza desproporcionada, llanto excesivo, incapacidad para hacer absolutamente nada. La mente se le quedaba en blanco. No podía pensar, no podía gestionar lo que pasaba. Ella solo pedía a gritos que parara esa sensación. Y esa sensación la acompañó durante los meses siguientes, y ya nunca la dejó. La angustia fue parte de ella, como si de una sombra se tratara, la acompañaba en cada minuto de su frágil existencia. No era capaz de hablar con nadie sin romper a llorar. No podía explicar qué le pasaba ni expresar con palabras qué sentía. Solo sabía que tenía la sensación de que el cuerpo no le respondía.

Por fortuna, Alejandra tuvo personas a su alrededor que apostaron por no soltar su mano en ningún momento. Y es lo más importante para poder salir, confiar en alguien que te aporte seguridad. Que sientas su mano, su apoyo incondicional, y así el camino hacia la sanación es más fácil. El caso de Alejandra era complejo no por el propio trastorno, sino por su profesión. Al final, ella decidió contarlo a su familia, a sus hijos, a su marido y a ciertos amigos. Los que estaban más cerca de ella. Y así fue cómo, con el apoyo de todos ellos, los días comenzaron a ser más fáciles. Comprender a un enfermo con una depresión no es fácil y fue consciente de ello en todo momento. Le aterraba la idea de no saber gestionar su enfermedad, y además sobrellevar los malentendidos que se darían en su familia. O la sensación de incapacidad para atender las exigencias que cada día se le pondrían por delante.

Alejandra era conocedora de lo desgarrador de esta enfermedad. Porque no solo afecta a la propia persona que la padece, también a quienes la rodean, y más de lo que uno pueda imaginar. Por ello, buscó información acerca de cómo aprender a sobrellevar la depresión de una amiga, de una mujer, de una madre, de una hija... En resumen, de ella.

Era muy importante que el mundo que la rodeaba a diario supiera por lo que estaba pasando. Porque la depresión está normalizada, como una palabra estéril en muchos casos. Porque no se comunica la gravedad de esta enfermedad, y mucho menos cómo afecta y cómo es capaz de destrozar familias por el gran desconocimiento que hay. Porque la depresión no es solo un estado de ánimo, la depresión es una enfermedad que afecta al cuerpo por completo.

Alejandra sentía que tenía que ser ella quien contara a sus hijos qué le pasaba. Nadie mejor que ella para explicárselo. Sus hijos sentían que algo extraño ocurría, pues ver a su madre sin su eterna sonrisa y casi sin hablar no era lo normal. Sabían que atravesaba un mal momento, aunque en ningún caso podían imaginar que se tratara de una enfermedad que ellos, además, no lograban comprender.

Alejandra lo habló con Ignacio y acordaron que, cuando se sintiera capaz de hablar con ellos sin derramar lágrimas y de aguantar la angustia, se sentaría con sus hijos. Ignacio estaba de acuerdo, siempre estaba de acuerdo. Tampoco era descabellada la idea que planteaba su mujer. Él sentía que ella era, si no la mejor, una de las mejores profesionales que había en la ciudad. Y entendía que nadie mejor que ella podría comunicar a sus hijos qué era una depresión y cómo podrían ayudarla para que dicha situación pasara cuanto antes.

Esa noche, Alejandra se enfrentó a la computadora y comenzó a buscar información. Cómo decírselo a tus hijos, cómo ayudar a familiares con depresión, etc. Intentó encontrar toda la información posible para ayudar a toda su familia a que pudiera comprender cómo tratarla en cada momento, cómo hablarle, cómo relacionarse con ella.

Su casa estaba llena de vida, los tres hombres de su casa estaban ya terminando el día. Ya habían cenado y estaban en la recta final para cepillarse los dientes e irse a dormir. Los observaba, como si de un cuadro se tratara. Y se sentía exactamente así, observando un cuadro maravilloso. Sin embargo, ella era una mera observadora. No sentía que perteneciera a esa historia que el cuadro contaba. No podía conectar. No podía sentir que ella también era protagonista de esa imagen. Sus hijos y su marido seguían viviendo como si nada; sin embargo, ella sentía que esa noche todo se había detenido. Ya no giraba la rueda de la fortuna de la vida.

Comenzó el tratamiento al día siguiente. Era muy reacia, y no porque tuviera desconocimiento del propio medicamento, pues sabía en todo momento qué comenzaría a tomar, y no se negaba. Pero sabía que el tratamiento no sería por unas cuantas semanas, sino por muchos meses. Y no le hacía gracia sentirse atada a un bote de pastillas para poder salir adelante, aunque pedía a gritos algo que le calmara todo el dolor que sentía.

Los días fueron pasando y la angustia seguía presente a pesar del medicamento. Seguía sintiendo ese vacío enorme dentro de ella y sin ver siquiera un atisbo de luz en ese túnel tan oscuro en el que estaba. A veces, se imaginaba a sí misma dentro de un pozo, escalando, y cada día avanzar un poco hacia arriba, sin parar, sin descanso. Y cuando llegaba arriba y veía un rayo de luz, sentía como si de repente algo la empujara de nuevo al fondo, como si cayera hacia atrás, a un abismo sin luz, a la nada de nuevo. La angustia era desgarradora, y sentía cómo literalmente la devoraba por dentro. Tanto fue así que comenzó a dejar de comer. No por decisión propia, pero el estómago se le cerraba y ya no se le antojaba. Y si comía, todo le caía mal. Perdió el apetito conforme la angustia crecía.

Alejandra era una mujer llenita. Le sobraban bastantes kilos. En los últimos años había subido de peso. Siempre había disfrutado con la comida, sobre todo con los desayunos, era su mejor momento del día. Prefería un desayuno sencillo, pan tostado y café solo americano, antes que un almuerzo. Aunque no descartaba nada, pues era de buen comer. La falta de actividad física, su desgana por hacer deporte y una alimentación a deshoras hicieron que poco a poco fuera subiendo de peso. Había sido muy deportista cuando era más joven, pero entre los embarazos y una vida con un ritmo frenético nunca encontraba tiempo y dejó de practicar deporte. Lo único a lo que se dedicó durante algunos años fue a trabajar y a estar en casa. Con lo que su cuerpo se resintió.

Uno de los síntomas de los estados depresivos es la anorexia entendida como la falta de nutrición o, por el contrario, proyectar la angustia en la comida y comer desmesuradamente. En su caso, fue la inanición. Le costaba comer, y había días que ni siquiera probaba alimentos. Con agua pasaba. Y no por decisión propia, sino porque nada le entraba en el estómago. Realmente, la comida pasó a un segundo plano, no le importaba en absoluto.

Era consciente de que perdía peso, porque la ropa cada vez le quedaba más holgada, y cada mañana, cuando se miraba al espejo, tenía menos volumen. Aun así, le seguía preocupando muy poco, pues todo su interés era poder detener el llanto que cada mañana aparecía con solo despertar. Era un llanto imparable, lleno de dolor y sin consuelo. La dejaba sin respiración en muchas ocasiones, y no le permitía pensar. Ese llanto se apoderaba de ella, como si la abdujera, y tomaba el control de toda su vida. Le quitaba las ganas de comer, de relacionarse, de hacer lo que fuera... En resumen, le quitaba las ganas de vivir. Cada mañana lo único que deseaba era despertarse sin esa sensación de no tener vida.

Si el amanecer era difícil, las noches se hacían imposibles. Alejandra no podía dormir, el insomnio, otro de los síntomas de la depresión, no le daban tregua. Se metía en la cama a las cuatro de la mañana. Y no crean que antes hacía gran cosa, se quedaba mirando los cuadros de la sala, intentando volver a conectar con la vida. En la sala había nueve cuadros de sus hijos. Cada uno contaba una historia en un momento de sus vidas. Había una fotografía de ella con su hijo Manuel y otra con su marido. Otra con el abuelo paterno y otras tantas solo con los pequeños.

Ella sentía que todas esas fotografías eran el resumen de la lucha por sacar una vida, una familia adelante. Cuando cada noche se quedaba mirando esas fotografías se preguntaba cómo había llegado allí. Sola en el sofá, con lágrimas derramadas a borbotones, sin consuelo y con un dolor en el fondo del alma que la estaba devorando.

Cuando las lágrimas le daban un respiro se iba a su cama, donde su marido dormía plácidamente. Intentaba entrar en la cama cual ninja, para no despertar a nadie, y allí se acurrucaba abrazada a una almohada que se convirtió en su mejor aliada. Una aliada que escuchaba cada quejido, que aguantaba empapándose con cada lágrima, y siempre en silencio. Se volvió una fiel compañera que recogía cada grito de dolor que cada día expresaba su alma rota.

Cuando amanecía y el sol entraba por la ventana, se despertaba, como si un tsunami hubiera pasado por su casa. No era capaz de sentir nada, solo el cansancio, la desazón, la desesperación y el cuerpo helado por el vacío tan profundo que había dentro de ella.

A duras penas se levantaba de la cama; poner un pie en el suelo era como subir al Everest, sin cuerda y sin la seguridad de un compañero. Era estar sola ante una adversidad sin un límite concreto. Aun así, sacaba las fuerzas y se ponía de pie. Aun resistiéndose, se iba directamente a la regadera. Sin duda, era el mejor momento de la mañana. Pues era el único momento en que se sentía viva. Sentir caer el agua hirviendo en su cabeza y recorrer todo su cuerpo la hacía sentir viva por unos minutos. Sin embargo, cuando salía volvía esa sensación helada, con las lágrimas brotando y sin consuelo. Dejó de desayunar, y solo se tomaba, como de costumbre, un café solo, mientras su hijo pequeño se preparaba para ir a la escuela. Sola en la cocina, esperando a que los minutos corrieran para llevar a quien más quería en su vida a la escuela. Forzaba una sonrisa mientras aguantaba las lágrimas contra todo pronóstico, para que su pequeño no viera por capítulos cómo su referente se iba apagando cada segundo que pasaba.

Cuando salían de casa, tenía la sensación de que nunca volvería. Cerraba la puerta como quien cierra una gran puerta de un castillo, a duras penas y con una sensación de adiós. Y así se dirigía al coche, como un robot, sin realmente ser consciente de lo que hacía, sin comprender las sensaciones que se adueñaban de ella. Y lo más extraño: no podía controlar ninguna de ellas.

Tenía la costumbre de poner música en el radio del coche, o su programa favorito de la mañana «Levántate y Cárdenas». Así, ella y su hijo se reían los quince minutos de trayecto que tenían juntos hasta la escuela. Una vez allí, esperaban platicando de lo divino y de lo humano, antes de que él entrara. Manuel, su hijo, era un ser especial, y sentía su preocupación cada vez que estaba cerca de ella. Sus ojos delataban su tristeza al ver a su madre sufrir y sin ni siquiera entender qué pasaba. Un día sus amigos le preguntaron qué enfermedad tenía su madre, y entre todos llegaron a la conclusión de que tenía una enfermedad que se llamaba «presión». Él preguntaba: «¿Mamá, la presión cuánto dura? ¿Se cura rápido?».

Esos días ni siquiera lo escuchaba. Alejandra perdía el interés por él cada día que pasaba. Manuel hablaba y hablaba, y de vez en cuando le preguntaba: «Mamá, la enfermedad no te deja hablar, ¿verdad?». Cuando hacía la pregunta, de nuevo ella se enfrentaba a la cruda realidad. Estaba perdiendo el vínculo con sus hijos, y era consciente de lo que significaba. Aunque se sentía impotente, jamás habría deseado desvincularse de lo que más amaba en esta vida. Cuando una madre pierde el vínculo con sus hijos, el daño para ellos puede ser irreparable. Puede generar inseguridad, miedos y retraimiento. En ocasiones se tipifica como trastorno del vínculo. No era su caso, pues no lo vivía como una ruptura traumática en su lazo afectivo hijo-madre. No había habido abandono, separación, retirada de la custodia, etc. Pero sí había un distanciamiento progresivo debido a su enfermedad. Y era consciente de que a largo plazo les iba a pasar factura. Solo de pensarlo se volvía a sentir culpable, de nuevo el sufrimiento aparecía por la frustración de no poder hacer nada para evitarlo. Pero no podía hacerlo de otra forma. Se encontraba anestesiada en vida, sin poder tomar decisiones, sin pensar con claridad. Solo había cabida para el sufrimiento y la desesperación. Creo que fue en ese punto cuando Alejandra fue consciente de que estaba sumida en la más profunda tristeza, y fue en este preciso instante cuando decidió tirar la toalla, caminar hacia lo más profundo de un túnel, a sabiendas de que en esa dirección ya no había salida. Se dejó llevar. Ya todo comenzó a darle igual. No se sentía de utilidad, no sentía que la vida sirviera para nada. No había objetivos claros que conseguir.

Cuando un ser humano pierde el interés por la vida, cuando los objetivos en su vida se vuelven difusos, la confusión se instala en su día a día. Y es extraordinariamente difícil recobrar el equilibrio, porque se avanza poco a poco hacia las tinieblas. Hasta una oscuridad llena de inseguridad, de miedos, incluso de pánico a seguir viviendo.

Porque, si es difícil soportar el dolor emocional, más difícil es retornar a la normalidad, superarla y pensar que puedes salir de eso. La sensación de esperanza se pierde por completo, y no tienes la capacidad de vislumbrar un cambio que te haga salir del agujero. Aun así, necesitas saber que puedes salir. Y este pensamiento a Alejandra la aturdía constantemente. Ella se dedicaba a atender a personas que se encontraban en situaciones parecidas. Y durante más de veinte años había sido capaz de ayudar a pacientes con la misma dolencia. Les había devuelto las ganas de vivir y los había orientado hacia un rumbo mejor. Con nuevas ilusiones, con nuevas formas de pensar y con herramientas para tomar mejores decisiones que los llevaran a una vida plena. Alejandra no podía creer que se hallaba en esa situación, y lo más doloroso para ella era ser consciente de que no sabía cómo salir de ella.

Reflexiones de una psicóloga:

- En algunos momentos el túnel de la depresión nos lleva a una tristeza difícil de explicar. Ni siquiera en las sesiones de psicoterapia es posible explicarlo con claridad, por lo que la frustración es una constante.
- Buscamos respuestas a preguntas que no las tienen; no hacer según qué preguntas es una forma de suavizar la propia angustia que se siente.
- La sensación de estar perdido, de no encontrar un camino claro y de tener miles de dudas sin resolver acrecienta los síntomas. La mejor actitud no es normalizar, pero sí aceptar que es un proceso, una llamada de atención que nos dice «para».
- Nos dicen constantemente «Levántate, lucha y sigue caminando». Pero ¿cómo se puede seguir caminando si ni siquiera hay fuerzas para levantarse cada mañana? Los familiares o aquellas personas que nos acompañan cada día tienen que saber a qué se enfrentan. Deben aprender a comprender qué es esta enfermedad y cómo ayudar, por lo que acompañar a alguna sesión de psicoterapia para que el profesional explique cómo ayudar al familiar enfermo facilita la mejoría.

4

Pensamientos suicidas

Hablar del suicidio es tremendamente duro. Porque para la sociedad es algo de lo que no se puede hablar; o, mejor dicho, es tabú. Y si se habla, es desde el estigma. El suicidio, mejor dicho, los pensamientos suicidas, pueden ir desde la planificación más detallada hasta pensamientos fugaces en los que, en un momento dado, incluso se delira de alguna forma para poder llevarlos a cabo.

Lo normal es que cuando tengamos estos pensamientos no lleguemos al acto en sí. Sin embargo, cuando estos pensamientos son recurrentes o muy intensos pasan a ser un factor de riesgo para el suicidio. Y hay que atender a las llamadas de atención, porque no deben tomarse a la ligera. Todas las personas que hacen un intento de suicidio están tratando de decir algo a su entorno. Puede ser una sensación de desesperanza, es decir, cuando se tiene la convicción de que el futuro no puede cambiar o que aquellos problemas que nos aturden en ese momento no tienen solución. Todos hemos tenido alguna vez la sensación de desesperanza, de pérdida de rumbo en la vida. Y seguramente hemos pensado que la vida no tiene sentido, que se convierte en un peso imposible de sobrellevar. Son pensamientos que nos van invadiendo y que, en según qué situaciones, nos dan pánico y deseamos negar. Sin embargo, ahí siguen, ideas que nos inundan de tristeza y hastío, y a las que deseamos encontrar una explicación plausible, sin lograrlo. ¿Por qué morir? ¿Por qué tirar la toalla? Hay que saber diferenciar entre la desesperanza, la desilusión, la desazón o la desesperación y la verdadera idea de poner fin a la propia vida.

Freud hablaba de la pulsión de vida y de su contrapartida, la pulsión de muerte, también descritas como el Eros y el Tánatos en su libro *Más allá del principio del placer*. Mucho se ha escrito sobre estas dos pulsiones contrapuestas, desde Jean Laplanche o Ernest Jones hasta Paul Federn. Cada autor ha aportado conceptos controvertidos en el psicoanálisis tal y como lo describió Freud en el contexto de la segunda tópica. Independientemente, la idea de dos fuerzas contrapuestas dentro de nuestro inconsciente siempre me atrajo. Y después de estudiarlas, siempre me las imaginé como una lucha. Cuando una persona piensa que ya no tiene fuerzas para seguir adelante, creo que tiene mucho que ver con esa lucha imaginaria, donde la pulsión de muerte o Tánatos va ganando el terreno a esa pulsión de vida o Eros. Cada día hay más inactividad, menos deseo o ganas de hacer nada. Se quitan las ganas de comer, de hacer deporte, de ir a trabajar, de soñar, de sentir la vida. Y en contraposición, se comienza a sentir que se entra en un túnel oscuro, con un tamiz por el que se mira la vida demasiado denso, y no se es capaz de escuchar, ni siquiera de sentir a las personas que nos quieren y nos animan a seguir adelante.

En el caso de Alejandra, esto comenzó a finales de enero.

Alejandra estaba reunida, como muchos otros días, con sus amigas. Esa tarde, con más obligación que valor, se había acercado a casa de una de ellas para celebrar su cumpleaños. No se sentía con ánimos de levantarse. Sin embargo, hizo el esfuerzo por poner un pie en el suelo, tomar aire y dirigirse hacia una celebración que en ese momento ni siquiera se le antojaba. Había perdido la empatía con sus amigas, con su familia, con el mundo..., y ya no tenía la capacidad de sentir el compromiso con el sistema social que la rodeaba. Aun así, consciente de que debía hacer un esfuerzo y de que le vendría bien, se vistió con lo primero que vio en el ropero. Para ella, en aquellos momentos, vestirse era un suplicio, no era siquiera capaz de combinar la ropa.

Alejandra era una mujer muy presumida. Le encantaba vestir bien, aunque paradójicamente le importaba poco. No vivía para la moda; aun así era elegante. Su gran amiga Carmen, a la que ella llamaba «hermana», siempre le decía que su elegancia era innata, y podía ir vestida de una tienda china que parecía llevar la mejor marca de moda del momento. Alejandra cuidaba su aspecto siempre, pero lo justo. No vivía para su imagen; de hecho, había comenzado a maquillarse a diario no hacía mucho. Siempre andaba con la cara lavada, una crema hidratante, su perfume favorito... y ni un rímel siquiera se ponía.

Alejandra siempre se peinaba con una cola. Era rubia, y tenía un pelo fino y cuidado, que contrastaba con su piel blanca. Su madre la educó desde pequeña en el cuidado de la piel, y nunca se asoleaba. Había veranos que incluso se ponía guantes especiales para que no le salieran manchas. Cuando comenzaba la estación de primavera, y luego el verano, era normal verla con sombrero para protegerse del sol. Teniendo en cuenta que vivía en el sur y dadas las temperaturas que se alcanzaban en su ciudad, no era muy anormal ver personas con sombreros. Pero a ella los sombreros le quedaban especialmente bien. Los llevaba de diferentes estilos y les daba ese toque especial que Alejandra tenía.

Hubo etapas en su vida en las que le daba por cuidarse, y utilizaba todas y cada una de las cremas, invertía en su pelo, en su piel. Incluso apostaba por algún retoque, aconsejada por su madre.

Sin embargo, en los momentos en los que se encontraba, ni siquiera se miraba al espejo. Abrir el ropero para ella era demasiado traumático, era como sentir que iba a la tienda de disfraces de la esquina a comprar un disfraz de elefante. No sentía respeto alguno por su persona, porque no tenía ningún interés en enseñar quién era. No tenía ganas de cumplir con nadie, y menos con la vida.

Cuando logró abrir la puerta de su clóset y vio su ropa, sintió que aquella ropa no era suya. Tenía la sensación de que alguien la había puesto allí, pero de que no le pertenecía, ni mucho menos. No le encontraba ningún sentido a tener tanta ropa colgada. Hizo un esfuerzo, estomó unos pantalones negros, que ya le quedaban holgados, una camiseta gris, unos tenis, y se retomó el pelo con una liga que siempre llevaba en la muñeca.

Se dirigió al cumpleaños. Entrar en casa de su amiga, sonriente y feliz, era un choque bestial con la realidad. No quería estar allí, aunque se obligó a ello. Era una celebración que no podía sentir, solo podía llorar y pedir perdón por cómo se sentía. No podía articular palabra. Aun así, todas ellas fueron maravillosas, la tomaban de la mano, la abrazaban y le dieron ánimos. Paradójicamente, esos abrazos le hacían más daño de lo que ellas podrían creer. Se hundía más, porque sentía que debía estar a la altura; si no, para qué ir. Pero no podía sonreír, no podía disimular cómo se encontraba, como un fantasma que recorre los pasillos de un palacio abandonado.

Llegó un momento en el que no quería importunar más, no podía seguir mostrando más su dolor, aunque fueran personas de su entera confianza. Alejandra se avergonzaba de sus sentimientos y de no poder cambiarlos por mucho que se lo pidieran. Se sentía en una constante frustración, ella ayudaba constantemente a todos los que se acercaban a pedirle ayuda, y sin embargo no tenía capacidad de ayudarse a sí misma y salir del pozo donde se sentía metida. Fue entonces cuando decidió volver a casa.

Eran pasadas las ocho de la noche, y al entrar por la puerta se encontró a su marido jugando con los niños. Entrar y ver esa imagen aún le generaba más angustia, pues se sentía fuera de esa situación. Era una sensación de pérdida de pertenencia a la familia. A ella le encantaba estar con ellos y, sin embargo, ya no sentía que su sitio fuera ése. Fue un momento confuso, no comprendía nada. No sabía qué hacer ni qué decir.

Entonces Alejandra detectó un leve enojo por parte de su marido. En ese momento, tuvo de nuevo esa sensación de no poder afrontar nada, de no poder ni siquiera preguntar por qué se había enojado. Intentaba sonreír y, de nuevo, que no se notara la angustia que comenzaba a hacerse presente. Quiso preguntar qué pasaba, pero las palabras no le salían, casi no podía respirar y comenzó a marearse. Y cayó al suelo. Perdió la conciencia durante varios minutos.

Su marido trataba de que volviera a conectar con la realidad, pero no lo lograba. Parecía haber desconectado de la vida. No lograba que volviera en sí. Seguía respirando, sí, pero estaba desmayada en el suelo e Ignacio no sabía qué hacer. Entonces llamó a su hijo mayor, que se había quedado en la sala con su hermano, para que fuera a casa de Lola a pedir ayuda.

Lola se presentó rápidamente, y pensó en llamar al 911, mientras le ponía un paño mojado en la frente en tanto que Ignacio la sujetaba y le susurraba «tranquila, tranquila». Lola y él la tomaron de las manos, besándola y acariciándola como si fuera un bebé inocente y frágil. Y así, poco a poco, Alejandra volvió en sí.

En ese momento ella preguntó qué había pasado. Lo único que podía recordar era que por primera vez se había sentido sin vida, como que la vida se le escapaba. Y no era que sintiera la muerte. Muy al contrario, sentía que la fuerza que toda persona tiene dentro para seguir adelante se le escapaba entre los dedos. Experimentó el mayor vacío que puede sentir una persona.

Lola e Ignacio la incorporaron despacio, y le dieron agua a pequeños sorbos para que poco a poco volviera a conectarse con la realidad, con su realidad. Alejandra sentía que cada sorbo la devolvía a la vida. A esa fuerza que nos hace levantarnos cada día. Le pesaba el cuerpo, y casi no se podía apoderar de su control.

Con movimientos lentos y torpes, a duras penas la llevaron a casa de Lola. Lo decidieron así Lola e Ignacio. No creyeron que fuera positivo que los niños vieran el estado en el que se encontraba. Esa noche fue la primera que durmió fuera de casa. Se recostó en la cama de su amiga, y allí se quedó pensando en las razones por las que se tendría que levantar al día siguiente.

Ese episodio la dejó pensativa, destruida y a la vez ahogada. No era capaz de pensar en todo lo que acababa de pasar sin sentir culpa por permitir que sus hijos fueran conscientes de aquello. Sabía que les iba a afectar en su desarrollo, y que esta etapa la recordarían y los marcaría, o no. Sin embargo, no era capaz de controlar su vida. Tenía la sensación de que se le escapaba de las manos. Era una marioneta y no sabía quién movía los hilos.

A la mañana siguiente se despertó en casa de Lola. Se sentía muy extraña en aquella habitación. Había dormido en su cama, acompañada en todo momento por ella. Se sentía aturdida, como si hubiera despertado de una gran resaca. No sentía nada, solo confusión. Le daba miedo volver a su propia casa, no sabía con qué se iba a encontrar. Seguía sintiendo que Ignacio no se daba cuenta de qué le pasaba realmente. La soledad más profunda la quemaba por dentro. No podía aguantar más esa sensación.

Volvió a su casa, no sin antes darle un abrazo enorme a Lola y agradecerle todo lo que hacía por ella y, cómo no, por su familia. Cuando entró en su casa de nuevo, vivió como un *déjà-vu*. Los niños estaban sonrientes y contentos de verla, e Ignacio, con un semblante serio, le daba un abrazo y le preguntaba cómo estaba. Ella no quería hablar, tan solo se dirigió a su habitación y se metió a la regadera.

Cuando salió, Ignacio la esperaba a los pies de la cama para hablar. Alejandra no estaba en disposición de escuchar más correcciones, más reproches, más exigencias. Pero Ignacio solo le pidió que fuera a un profesional, a un compañero, para que la ayudara a salir del pozo. No podía seguir así. Él y sus hijos sufrían demasiado. Ella le prometió que lo haría. Que buscaría alguien que la ayudara; pero Alejandra ya no estaba ahí, no quería ayuda, solo quería desaparecer.

Y pasaban los días. Y los pensamientos de cada día la ahogaban poco a poco. Como si algo se fuera apoderando de ella.

Y llegó ese jueves 28 de enero. Esa mañana, cuando abrió los ojos, no lograba sentir. Solo se levantó y, cual robot, fue gestionando el día como podía. Una mañana sin trabajar, algo raro en ella. Retomó la casa, hizo la comida y esperó a que las horas fueran pasando poco a poco. A las cinco de la tarde seguía en casa, donde se sentía ahogada, perdida, sin rumbo y sin ganas de seguir adelante. Entró en su habitación, aquel espacio donde siempre se sentía segura. Se acostó en la cama con un paquete de pañuelos y ahí se quedó las siguientes seis horas. Solo tenía ganas de llorar y, abrazada a la almohada, miraba la ventana. Y ahí se quedó. Fue cuando las ideas de terminar con todo aparecieron. No sabía cómo, pero ya no entendía el sentido de la vida.

Comenzó a recordar momentos de su historia. Podía ver, como si fuera una imagen en la lejanía, su sonrisa ante una puesta de sol en el faro de Trafalgar. Podía sentir levemente la paz que la invadía cada vez que estaba allí. Y no creo que fuera casualidad, pues siempre decía que cuando se fuera de este mundo quería descansar allí. Recordó con detalle cuando nacieron sus hijos, el día que se casó con el mejor hombre que había conocido, cuando terminó su carrera, sus viajes... Todo pasaba delante de ella como una película.

Y ahí, en ese preciso instante, se dio cuenta de que se estaba despidiendo de ese viaje tan maravilloso que para ella era la vida. Y comenzó a pensar en cómo irse sin hacer ruido. Y pensaba, cual idea delirante, que quería volar. Que la libertad del vuelo le podría devolver lo más importante que tiene un ser humano: las ganas de vivir. Las ganas de seguir luchando por conseguir esa ansiada felicidad. Fue en ese momento, después de casi seis horas acostada en la cama, pensando solo en cómo terminar con ese sufrimiento que la dejaba sin aire, cuando entró de nuevo su amiga Lola. Se sentó a los pies de su cama, la tomó de la mano y, como si hubiera visto en su mirada las ideas delirantes que pasaban por su cabeza esa tarde, le dijo: «Alejandra, levántate de la cama ahora mismo y deja de elegir la peor opción».

Lola se convirtió en ese momento en su ángel de la guarda. Sintió una señal, que la vida le decía que tenía que caminar hacia delante. No podía rendirse, por ella, por sus hijos, por su vida, por la lucha que había llevado durante tantos años. Entonces recordó un *hashtag* que utilizaba algunas veces, a partir del nacimiento de su segundo hijo, *#KNODK*.

Manuel tuvo prisa en nacer, fue un niño prematuro, y tanto Alejandra como Ignacio lucharon para que no tuviera secuelas debido a las pocas semanas con las que nació. Fueron siete años de lucha diaria, rehabilitación, estimulación neurocognitiva, etc. Alejandra vivió esos años posteriores al nacimiento de su segundo hijo de forma muy dramática y, quién sabe, quizá todo lo acumulado durante esos años, y la sensación de no tener una vida plena, le pasaba factura en estos momentos.

Cuando recordó el *hashtag* sonrió, y pensó en todas esas frases que aparecían de vez en cuando en las redes sociales, tipo «si la vida te da limones, tómate una limonada». Ella tenía siempre un mantra cada día, y se lo decía a los pacientes de vez en cuando, y era que la toalla se tira en la playa y nunca en la vida. Se lo repitió durante horas para convencerse de que la opción de rendirse no era propia de ella, y que la enfermedad no ayudaba a que esos pensamientos la dejaran tranquila.

Reflexiones de una psicóloga:

- Como dice Enrique Rojas en su libro *Adiós, depresión*: «El sufrimiento de la depresión puede llegar a ser tan profundo que solo se vea como salida de ese túnel el suicidio».
- La tristeza y la negatividad, así como la falta de esperanza, se apoderan de la persona en todo momento. Esa sensación de hundimiento ante la vida no debe ser criticada en absoluto. La persona que la está padeciendo no quiere sentirlo, pero no lo puede evitar, y es muy frustrante e incapacitante sentirse así cada minuto. La comprensión de quienes rodean a la persona depresiva debe ser «obligatoria».
- Es muy complicado aceptar que la persona que padece esta enfermedad no quiere seguir viviendo. Peor comprender que el sufrimiento es tan extremo, tan agotador, tan exagerado, que la única vía que siente el enfermo es terminar con su vida.
- Es importante estar atentos a esas ideas suicidas, comunicarlo cuanto antes a los profesionales sin vergüenza, sin pudor. Es la vida la que está en juego, y nadie podrá comprender dicho sufrimiento como quien lo padece. Pero, aun así, hay que atajarlo. El medicamento ayuda; la psicoterapia, los amigos y la familia están ahí para ayudar a amortiguar dichas ideas. Y hay que confiar en esa ayuda.
- Cerrarse en uno mismo no es bueno cuando las ideas suicidas aparecen. Es necesario hablarlo y sacar esa idea de terminar con la propia vida porque es la única vía que se nos ocurre en ese preciso instante para poner fin al padecimiento.
- Sea la idea impulsiva o elaborada, hay que comentarla cuanto antes, afrontarla y no tenerle miedo. Porque

contarlo puede ayudar a disiparla y crear enlaces nuevos con la propia esperanza perdida.

- Gritar para pedir ayuda en el momento en que aparecen las ideas suicidas no es ser débil. Las ideas suicidas aparecen cuando la persona no es capaz de afrontar de forma saludable o adecuada su presente abrumador.
- Las ideas suicidas producidas bajo la enfermedad tienen mucho que ver con el deseo de parar el sufrimiento extremo. La sensación de fracaso es constante, la vida se detiene de golpe y el sufrimiento ahoga al enfermo cada minuto. Las ideas suicidas surgen como la única forma de acabar con esto. Y hay que ayudar al enfermo a ver que es un proceso del que saldrá adelante con un cambio de pensamiento y actitud.

5

El tratamiento

Alejandra seguía el tratamiento que su compañero psiquiatra le había recetado. Aun así, no sentía mejoría alguna. En el mes de marzo, le pidió a Jorge verlo de nuevo en su consultorio. Estaban pared con pared, tampoco había mucho problema en robarle cinco minutos. Alejandra entraba en el despacho de Jorge como si fuera su casa; sin embargo, las últimas veces sentía una sensación de vacío al entrar que le generaba cierta extrañeza. En el fondo no quería sentirse como paciente, pero era una paciente. Se resistía a considerarse una enferma, esa palabra le quedaba enorme. Cada mañana se levantaba negando su enfermedad y se preguntaba cómo podía haber caído en una depresión. Para ella era impensable. Siempre había escuchado de boca de su gente que era una persona que brillaba, que era fuerte como un roble, luchadora y de carácter indomable. ¿Cómo entonces podía una persona así y con sus conocimientos y sus años de práctica profesional estar sentada frente a un médico psiquiatra? No lo podía concebir, y dichos pensamientos no le ayudaban en absoluto. Porque la negación de la enfermedad no solo no ayuda, sino que empeora el tratamiento.

Alejandra entró por la puerta de Jorge, y se sentó de nuevo frente a él, mirando ensimismada el despacho de su compañero. Era singular, con cuadros llenos de significado y muebles muy diferentes que encajaban a la perfección con una decoración única.

Había hasta una bicicleta y ella siempre pensaba que algún paciente un día se montaría en ella y dejaría a Jorge con la boca abierta.

Su compañero comenzó por preguntarle cómo se encontraba y Alejandra, como era ya costumbre, solo pudo llorar. Se sentía como uno de esos recipientes llenos de agua con un botón que, si se acciona, el agua se desborda. Un nudo en la garganta le impedía hablar con claridad, y entre balbuceo y balbuceo le explicó que se sentía cada día peor. Y entendió que le tenía que contar, con vergüenza y asombro, los pensamientos tan delirantes que había tenido días atrás.

Jorge no lo dudó un segundo; aumentó la dosis del medicamento que ya tomaba y, con sus palabras, calmó su angustia. Además, le pidió por favor que se pusiera en manos de algún compañero o compañera psicólogo para comenzar una intervención de forma urgente. Alejandra necesitaba mucha ayuda, y las personas que la rodeaban no podían ayudarla en esos momentos. Estaba cruzando una línea muy peligrosa, y el empeoramiento podría no tener vuelta atrás. No podía seguir así.

Alejandra era conocida en su gremio y era complicado encontrar un profesional con experiencia que la atendiera y no conociera algo de ella. Su supervisor, Jaime, tenía sesiones con los profesionales para ayudarlos en su trabajo con los pacientes.

La idea de ver a Jaime no le gustaba en absoluto. Se sentía en una encrucijada. No quería decepcionar a Ignacio ni a sus hijos, pero no quería pedir ayuda a nadie. Ése era uno de sus grandes problemas, jamás pedía ayuda. Había aprendido desde pequeña a no hacerlo y quizá la vida la estaba poniendo en jaque con un aprendizaje vital. Tendría que desaprender para aprender de nuevo. Porque, si algo es necesario en esta vida, es saber pedir. Ella misma lo trabajaba en sesiones con sus pacientes, en las terapias que realizaba tanto con las parejas como en las individuales.

La petición es una de las cosas más importantes que hay que aprender en la vida. Y, además, de forma explícita, no implícita. Muchos de los fallos que se cometen continuamente en una relación de pareja son los pedidos desplazados o implícitos. Son formas de pedir encubiertas y que dejan a tu interlocutor la libre interpretación de la petición. Por ejemplo, si llegas a casa y tu pareja está en el sofá viendo una película y dices en voz alta: «¡Qué sed tengo!», en el fondo lo que estás diciendo es: «Tengo mucha sed, ¿te importaría traerme un vaso de agua que estoy sedienta, por favor?». Y sin embargo, en vez de realizar esta petición con claridad, desplazamos lo explícito para que la otra persona, como si tuviera una bola de cristal, adivine exactamente qué necesitamos y, por supuesto, acceda a la petición. Cuando eso no pasa —que suele ser lo normal— quien pide se enoja con rapidez y surge una discusión.

Alejandra, en este caso, era más explícita que implícita, y aun así no aceptaba la idea de pedir ayuda a un compañero. Una noche se sentó con Ignacio, y le comentó que Jorge le había dicho de forma muy clara que necesitaba apoyo de un compañero cuanto antes. Su marido, con el talante que lo caracterizaba, no solo compartía la idea de Jorge, sino que le rogó que lo hiciera. Él se sentía muy impotente, pues desde hacía semanas (desde antes del diagnóstico) se sentía solo en su hogar. La situación lo estaba superando y no sabía cómo ayudar a su mujer. Alejandra le prometió buscar a alguien, sin estar muy convencida, pero ella sabía vivir en «debe». Sabía qué debía hacer o qué tenía que hacer, más que lo que quería hacer.

Al día siguiente llamó a su supervisor para comentarle cómo se encontraba. Jaime era un maestro. Un ser sabio, de esos que con solo mirarte ya saben qué te pasa. Alejandra lo conocía desde hacía años, y él la conocía a ella más de lo que ella podía imaginar. Jaime, al escuchar su voz a través del teléfono, supo que algo iba mal. Hablaron casi una hora. Ella le contó cómo se sentía y qué le pasaba por la cabeza. Se sentía hastiada, perdida y confundida por todo lo que la rodeaba. Sentía además una culpabilidad que ya no podía gestionar y que la estaba matando. Se encontraba mal física y emocionalmente. Le habló de la angustia, el insomnio, la ansiedad y la tristeza aguda. Le comentó cuán culpable se sentía por no poder ser aquella que brillaba, fuerte y decidida. Aquella mujer que el mundo conocía y de la que ella ya no veía ni un atisbo de lo que fue. La culpa la invadía de forma constante. Sentirse así, tener esa enfermedad, no entraba en sus planes de vida.

Pero Alejandra olvidaba algo muy importante, una depresión no es una enfermedad que aparezca por casualidad, no es cuestión de debilidad o fortaleza, es una cuestión de diversas variables, entre ellas, no haber vivido de forma coherente con quien se es. Es decir, vivir un *desequilibrio* entre lo que se debe hacer y lo que uno quiere hacer en realidad. Cuando una persona siempre hace lo que se espera de ella, cuando está anclada en lo que debe hacer y no le da paso a los sueños, a los deseos propios, las enfermedades comienzan a aparecer.

Alejandra era de esas mujeres que no se dejan caer bajo ningún concepto. Siempre decían de ella que era fuerte como un roble. Había sobrevivido a situaciones verdaderamente difíciles que habían forjado su forma de ser. Algunas personas decían de ella que era multifacética, incluso camaleónica, pues se adaptaba a cualquier situación con cualquier tipo de persona. Evitaba juzgar a los otros por cualquier razón; prefería observarlos y conocerlos y así adaptarse a cada situación que le presentara la vida. Estar con ella podía traer momentos llenos de risas y entusiasmo, pues derramaba energía positiva, o por el contrario, podías encontrarte con el dragón Drogon, de *Game of Thrones*. Era visceral a la par que serena. Era muy difícil definirla porque Alejandra tenía tantos registros y tan diferentes que siempre era una experiencia estar a su lado.

Ahora era la sombra de lo que había sido. Ya no reflejaba esa energía que siempre desprendía. Y con esa actitud habló a su supervisor, Jaime. Para ella esa hora al teléfono fue un paso decisivo. Era la primera vez que ponía en práctica su propia «medicina», su propia «enseñanza». Poder contar por primera vez cómo se sentía a una de las personas en las que más confiaba fue liberador. Pero esto solo era el principio de un largo camino que acababa de comenzar.

Decidieron hablar cada semana al menos una vez. Le iría contando cómo se encontraba. Ella no estaba convencida, prefería llamarle solo cuando ya no pudiera más. Pero esa forma de pensar la había hecho llegar donde estaba ahora mismo. En el túnel más oscuro. Por eso, Jaime insistió en hablar con ella cada semana incluso dos veces.

La siguiente conversación que tuvieron fue a los dos días de la primera llamada. Alejandra le preguntaba a Jaime cómo había podido llegar hasta el punto donde estaba. No llegaba a comprender en qué momento había caído. Jaime le explicó que precisamente las personas que no suelen expresar su dolor, que no ponen límites, llegan a «explotar».

Tal y como dijo Sigmund Freud, «las emociones no expresadas nunca mueren. Son enterradas vivas y salen más tarde de peores formas». Eso le pasaba ahora a ella. Su vida había llegado a un punto de inflexión. Necesitaba parar para darse cuenta de que el camino que seguía no era el correcto. Ella vivía o había vivido para y por los demás, característica que la definía por completo. Siempre estaba dispuesta a darlo todo por los otros, incluso en detrimento de sí misma. No sabía decir que no y era consciente de que debía poner límites en su vida, no solo en el trabajo, sino con la familia, con sus hijos... Pero no lo lograba.

En su historia vital, que Jaime conocía bien, había hechos indiscutibles de dolor, rabia, incomprensión y frustración. Y aun así, ella creía que superaba cada piedra que la vida le ponía en su camino. Alejandra daba una imagen de mujer segura y, por decirlo de alguna forma, contundente. Nada más lejos de la realidad. Entre otras razones porque no vivía con coherencia. No había una concordancia entre lo que era y lo que quería ser. Vivía en el *tengo* o en el *debo*. Y dejaba para el día siguiente conjugar el verbo *querer*.

En las conversaciones con Jaime fue descubriendo poco a poco qué la había hecho llegar a ese punto. Alejandra quería saber qué le había pasado, y sobre todo cuál había sido el motivo. Jaime, pacientemente, le fue explicando, como buen psicoanalista, cómo el inconsciente poco a poco nos va transmitiendo, a través de los canales que tiene para ello, la información que necesitamos para sobrevivir. Cuando no escuchas a tu propio ser, cuando durante mucho tiempo pospones tus sueños, tus deseos, y vives como los demás quieren que vivas, se vive en conflicto. O lo que es lo mismo, se vive en incoherencia con uno mismo.

Alejandra se dio cuenta de que vivía en conflicto. No sabía por qué, pero sentía que no era coherente en su vida. Aparentemente su vida iba bien. Tenía un consultorio que funcionaba muy bien. Ayudaba cada día a pacientes y tenía una gran reputación. Sus pacientes le mandaban de vez en cuando mensajes emocionantes que a ella le daban la vida. Sus hijos estaban sanos y seguían sus clases a pesar de la pandemia. Habían conseguido, entre ella e Ignacio, sobrellevar las consecuencias psicológicas de la pandemia. Y los niños poco a poco iban sacando el curso adelante. Sus padres estaban más o menos bien, teniendo en cuenta los achaques normales de la edad. Entonces, ¿por qué vivía en conflicto con ella misma?, ¿qué era lo que no encajaba en su vida?, ¿qué decisiones había tomado que la habían hecho caer en un estado depresivo? Eso era lo que tenía que descubrir poco a poco.

Hablaba cada semana con Jaime. Se lo había prometido a Ignacio, y aunque al principio se negaba, poco a poco accedió hasta acabar esperando la llamada semanal deseosa. En cada sesión se enfrentaba a un nuevo reto. Alejandra tenía la sensación de recomenzar un proceso que ya había realizado antes, pues con dieciséis años había comenzado un análisis personal que la llevó a psicoanalizarse nueve años. No por sufrir un conflicto determinado, sino porque tenía claro que la orientación que quería ejercer en su futuro profesional pasaba por formarse en psicoanálisis. Para ella, sentarse de nuevo con un profesional era abrir viejas heridas, incluso situaciones que ya había cerrado. Aun así, aceptó el reto y comenzó las sesiones semanales.

En una de ellas, Jaime le comentó que debería apoyarse en más personas y compartir su dolor con aquellas de confianza. Necesitaba sacar todo lo que llevaba sintiendo desde hacía semanas. Pero ¿con quién?, se preguntaba ella constantemente. No era que no tuviera amigas de confianza, tenerlas las tenía, sin embargo ella siempre era muy reservada, y quizá por ello estaba en el punto en el que estaba. Por callar, aguantar y no exteriorizar, como aprendió más tarde de su alma gemela, Carmen.

Carmen empezó siendo su compañera de carrera y más tarde forjaron una gran amistad, aunque llevaban casi tres años casi sin contacto. Alejandra era así, el día a día le comía el tiempo y en los últimos años solo tenía tiempo para sus hijos, su marido y su trabajo. Nunca salía con amigas, solo alguna reunión muy de vez en cuando. No porque no las extrañara, sino porque su tiempo era escaso y había cedido ante las exigencias de la vida, aunque más tarde descubriría que no eran exigencias de la vida, sino de ella misma.

Esa sesión fue muy difícil para ella porque reconocía que se había quejado continuamente de la falta de tiempo para sí misma, y que había hecho todo lo posible por ser lo que se esperaba de ella. Y sin embargo, sentía un fracaso ante su propia vida que por primera vez verbalizaba. Era inaudito, su alrededor siempre la describía como una *superwoman*. Una mujer hecha a sí misma, luchadora y con una energía inagotable para llegar a todo y ayudar a todos. Qué paradoja: ella sentía que había fracasado en todos los sentidos, como madre, como pareja, como mujer... Entonces comenzó su nuevo camino: el perdón. Perdonarse a sí misma por haber pospuesto sus objetivos o sueños.

Cada vez que Alejandra terminaba una sesión con Jaime, tardaba un rato en volver a ser ella. Se quedaba horas en silencio, analizando cada palabra de Jaime, reflexionando sobre cómo dejar la angustia atrás y seguir con su vida. Sin embargo, no sentía que pudiera superarlo. Tenía un pensamiento recurrente: no quería seguir adelante. No sentía que tuviera las fuerzas suficientes para levantarse cada día y seguía con ese disfraz que sentía que se ponía cada día. Ella no se consideraba fuerte en absoluto, ni siquiera luchadora. Pensaba que ya ni siquiera sabía quién era.

Reflexiones de una psicóloga:

- Es de vital importancia para recuperarse de esta enfermedad confiar en la medicina y en los profesionales de la psicoterapia.
- Buscar un buen profesional de la psicología, acreditado y con experiencia, es lo más importante. Hay que huir de buscar falsos profesionales, que no tienen el conocimiento necesario para gestionar a pacientes que padecen una depresión.
- Una vez que la persona encuentre al profesional de la psicología, es de vital importancia que confíe, que se sienta cómoda con él y se comprometa a ir a las sesiones establecidas.
- El medicamento no es menos importante. Los antidepresivos están de alguna forma estigmatizados, y la ciencia ha avanzado mucho para obtener medicamentos cada vez más eficaces y con menos efectos secundarios.
- La psiquiatría avanza continuamente, y ponerse en manos de un profesional de la salud mental con experiencia y que ajuste el medicamento a cada caso es primordial. Así como que el paciente siga la pauta recomendada y las indicaciones de su médico psiquiatra.
- Es complejo aceptar que necesitamos ayuda y buscarla, por la estigmatización social que hay alrededor de la depresión. Trabajar la autocomprensión y la autoaceptación nos ayudará a ir mejorando. Aceptar que no somos infalibles y comprender que de la depresión se sale son pensamientos que hay que trabajar cada día.

6

Las decisiones

Los sentimientos que te acechan cada segundo de esta enfermedad son extremadamente dolorosos. Y no solo por la tristeza, que es dura y pesa como una losa.

Hay sentimientos que te dejan más muerta que viva. La desesperanza, sentir que ya no hay camino, que ya no tienes nada, ni razón alguna para seguir adelante, no es fácil de digerir. Cada día se vive como un reto, y despertar es el peor momento del día. Las noches se hacen eternas por culpa del insomnio. La abulia se apodera del control de tu vida. No sientes que tengas voluntad alguna; y si sumas la astenia, esa sensación de cansancio eterno, de fatiga, la vida puede parecerte un verdadero infierno.

Cuando pasas por esta enfermedad, lo que sí logras ver cuando vas saliendo de ella es que había algo en tu vida que no iba bien. No quiero decir con esto que todas las depresiones sean iguales. La de Alejandra, sin duda alguna, no era ni la peor ni la mejor. Sin embargo, ella tenía la sensación de que era consecuencia del aguante de cuarenta y siete años luchando por una vida llena de sueños que nunca se cumplían. Una lucha continua para sacar adelante a todos los que la rodeaban menos a ella misma. Y en esa decisión tan necia como valiente, depende de cómo se vea, se dejó caer en un abismo hasta tocar el fondo del pozo más profundo. Pidiendo a gritos ayuda de forma sorda, pues nadie se enteró jamás de que necesitaba más ayuda que nadie. Y sin embargo, siguió adelante con un carro demasiado pesado. Hasta que su cuerpo le dijo basta y la vida la paró en seco. De no ser por la enfermedad, creo que Alejandra nunca habría parado de ayudar, de pelear por la vida de los demás, y no por la propia.

A finales de febrero, Alejandra decidió tomarse un tiempo para ella. Ya no podía seguir entrando en casa y ver a sus hijos sin poder llorar ni expresar cómo se sentía. No podía esconder más ese dolor que le estaba atravesando el alma. Tenía que dar un paso hacia delante. Llevaba tiempo pensándolo, pero no podía pensar con claridad. No sabía si era el tratamiento o la propia enfermedad, pero era consciente de que tenía que tomar decisiones, aunque no sabía cuáles.

No era consciente de que la decisión que iba a tomar en los días siguientes le cambiaría la vida para siempre. No solo a ella, sino a más personas de las que imaginaba. Necesitaba salir de su hogar, el que con tanto esfuerzo había construido al lado de su compañero. Era consciente de que la decisión de tomarse un tiempo podría ser definitiva, y que podría no haber marcha atrás; sin embargo, sentía que, por el bien de sus hijos y del propio Ignacio, debía irse y tomarse un respiro, de lo contrario sentía que no superaría jamás esta enfermedad.

No paraba de darle vueltas a esa decisión. Pensaba en su marido; llevaba muchos años luchando por tener una estabilidad en la familia y crear un hogar sereno y lleno de paz. No es que no la hubiera, es que sentían los dos que algo estaba fallando desde hacía tiempo, pero ninguno se atrevía a hablarlo, el silencio era cómplice de su relación. Alejandra sufría por su enfermedad y por los que la querían y convivían con ella cada día. Ver cómo quien más quieres se apaga no debe de ser nada fácil. Era consciente de que sus padres, sus amigos, sus hijos e Ignacio no podían verla más así. Cada día que pasaba se sentía más responsable del dolor que veía en los ojos de sus seres queridos. No aguantaba más, y aunque en ese momento no sabía si la decisión era la mejor, la sintió como la única salida.

Ese día, frío y desapacible, le pidió a Ignacio sentarse a hablar después de cenar. Llevaba días sintiendo una agonía que le atravesaba el pecho, y sentía que ya nada tenía sentido. Cuando volvió del consultorio, entró en casa como si fuera un zombi y se sentó en la cocina, lugar de reunión donde muchas veces se hablaban las cosas más importantes. Ignacio, pacientemente, le tomó las manos, y ella, con lágrimas en los ojos, le comentó que no podía seguir como estaba, que sentía que cada día estaba peor, y que no podía aguantar más la sensación de hacerles daño de forma continua con sus llantos, sus silencios y los días tirada en la cama. Ambos eran conscientes del paso que iban a dar. Esta decisión podía provocar una separación futura del matrimonio. Hablaron hasta bien entrada la madrugada, entre llantos y desesperación. Ignacio no sabía qué hacer ni qué decir, no lograba entender nada, ni cómo habían llegado hasta el punto de plantearse una separación.

Al llegar la madrugada, decidieron rentar un departamento en el centro de la ciudad. Con la crisis de la pandemia, muchos de los departamentos turísticos se rentaban por semanas, incluso por meses. Era una buena opción para que ambos pudieran respirar. Decidieron estar una semana cada uno. De esta forma creyeron que sería lo mejor para ella y así poder recuperarse y, como Alejandra le decía, poder llorar sin miedo a que nadie entrara en su habitación y tener que contener las lágrimas por miedo a producir más dolor del que ella ya soportaba cada día.

A la mañana siguiente comenzaron la búsqueda del departamento. Miraron varias opciones; no solo debía encajar con un presupuesto ajustado, sino también estar en una zona cerca de su casa para poder atender a los niños. Después de preguntar y buscar en varias páginas de renta, encontraron uno acorde con su presupuesto y sus necesidades. Una habitación, un baño, una sala con una cocina integrada, de corte moderno y con lo justo para poder alcanzar su objetivo. Una zona tranquila en el centro, donde el silencio era el protagonista. Tenía una especie de terraza con arboleda, con una mesa y dos sillas de Ikea, las típicas de madera.

Al llegar a casa ese día, Alejandra organizó la cena con los peques e Ignacio. Sentía que sus hijos sospechaban algo porque los veía nerviosos. Estaban continuamente preguntándole cómo se encontraba y si estaba mejor. El pequeño, Manuel, quiso saber si la «presión» había pasado ya. Cuando se lo preguntaba, Alejandra esbozaba una sonrisa, le hacía mucha gracia que llamara a la enfermedad así. Qué paradoja, no podía ser más real, ella sentía tanta presión por la vida misma que no podía más.

Después de cenar, el matrimonio se sentó y hablaron del departamento, de cómo lo iban a pagar y de cómo se lo dirían a los peques. Alejandra no podía pensar con claridad. No sabía cómo iba a afectar esta decisión a los niños, a su familia: tenía muchas preguntas por responder. ¿Cómo lo tomarían sus padres? ¿Y sus amigos? ¿Y la familia de Ignacio? Todo le daba vueltas. No podía responderse ninguna pregunta. No tenía claro si era lo mejor, pero sabía que había que dar un paso hacia delante o no saldría de ésta.

Ignacio y Alejandra decidieron que rentarían tres meses como máximo el departamento y que estarían una semana cada uno, quedándose los niños siempre en su casa, y cada uno se haría cargo de ellos la semana que le tocara.

El día 26 de febrero Alejandra se dispuso a hacer una maleta para estar fuera de casa una semana. La colocó encima de su cama, y con la amargura de ser consciente de que salía de casa, comenzó a escoger la ropa de su clóset sin saber siquiera qué meter. Ropa interior, un neceser y unos jeans. No mucho más. No sabía ni qué iba a hacer esa semana.

El lunes 28 de febrero era festivo en Andalucía. Tenía casi diez días por delante para ella sola. Alejandra viajaba alguna que otra vez por trabajo, y en los últimos años un poco más. Pero siempre tenía la sensación de que la vuelta a casa era lo mejor del viaje. Esa sensación de volver cansada del hotel y de llegar a la puerta de casa y escuchar a los niños correr y ver la sonrisa de Ignacio esperando era un bálsamo para su espíritu. Pero esta vez ella sabía que la vuelta no sería igual. Sentía un sabor amargo, tenía la sensación de que jamás volvería a ser igual.

Cuando terminó de hacer la maleta, Ignacio se ofreció a llevarla. Sentía que era una despedida en toda regla. Tenía la sensación de que desde ese instante su vida ya no volvería a ser como antes. Ignacio la esperaba con el coche. Ella se quedó un momento con sus hijos para explicarles qué pasaba y por qué se iba unos días. Los abrazó, con la sensación de que cuando regresara jamás volverían a estar los cuatro juntos. El dolor era impresionante. Hasta sus hijos podían sentir cómo se sentía su madre. No lograban entender por qué su madre tenía que irse para estar mejor.

A veces la angustia es tan penetrante que sientes que alejarte del mundo va a ayudarte a mejorar. Nada más lejos de la realidad, aunque ella se daría cuenta muy tarde. Esta enfermedad hay que mirarla de frente y con ayuda de medicamento, consejo profesional y con una actitud de aferrarse a la vida.

Alejandra se subió al coche, en ese momento casi sin respiración, por el dolor que sentía. Recordó cuando lo compraron, la ilusión que tenían, y comenzó a recordar todo lo que habían vivido dentro de él. Noches de urgencia con niños malitos, el parto del pequeño Ignacio, viajes a Asturias, Cantabria, Barcelona... Habían recorrido media España en ese coche. Y ahora iba camino hacia la soledad más absoluta, en un departamento impersonal, frío.

Ignacio paró cerca de la puerta del departamento y, entre lágrimas, salieron los dos. Alejandra tomó la maleta y su bolso, y enfrentó entre lágrimas, sin apenas tiempo de respirar, la puerta de su nuevo hogar durante los próximos días. Entraron y encendieron las luces. Era un departamento coqueto, pequeño, pero bien decorado. Un sofá, una mesa de centro, una cocina integrada y una habitación aparte, con entrada desde la sala, y un baño. No necesitaban más. El matrimonio había estipulado que cada viernes se cambiarían de casa. Una semana cada uno. Ignacio también necesitaba cierto espacio para poder estar solo y descansar de estos años tan difíciles.

Alejandra dejó la maleta encima de la cama y salió a la sala, donde él esperaba. Se miraron y, sin hablar, se fundieron en un abrazo. Ambos sabían que su relación estaba apagándose. Ninguno sabía cómo rescatar todo lo que habían vivido. Y así se despidieron. Ignacio le dijo que se cuidara mucho, que descansara y que por favor tomara estos días como una forma de poder curarse. Ella se lo prometió, pero en el fondo sabía que en diez días no encontraría la solución a lo que le sucedía.

Ignacio cerró la puerta y el silencio invadió ese pequeño espacio que sería su hogar los próximos días. Alejandra tomó las llaves y salió a la calle a tomar un poco el aire antes del toque de queda, pues el país estaba todavía en estado de alarma. Quería acercarse a comprar algo de comida y algo de beber. Poco a poco fue caminando, en busca de un supermercado abierto, mientras pensaba: «¿Qué locura es ésta?». ¿Qué estaba pasando en su vida? Hacía escasos meses todo iba aparentemente bien, había estabilidad, podía saber qué pasaría en cierta forma. Las semanas pasaban casi siempre igual, sin sobresaltos. Pero, entonces, ¿qué había pasado?, ¿por qué estaba deambulando por las calles del centro de la ciudad, en busca de una cena y algo de beber? Sentía la soledad más absoluta, parecía que el mundo no iba con ella. Veía pasar gente, personas sonriendo, paseando, parejas tomadas de la mano respirando aire después de los estragos de una pandemia mundial; no era para menos. Y ella, sola, caminaba como si la vida no fuera con ella, como un robot al que le han ordenado buscar un súper. Sentía que no pertenecía a ese mundo, que no estaba donde tenía que estar. Ella quería estar al lado de su familia, necesitaba a sus hijos, sus sonrisas, sus pláticas, sus juegos, sus miradas... y, sin embargo, no tenía nada. La soledad más absoluta. Quizá, pensaba ella, esa soledad la hiciera reaccionar. Le hiciera comprender que la toalla no se tira en la vida sino en la playa, como siempre decía a sus pacientes.

Sabía que tenía un reto por delante, el más importante de su vida. Girar su mundo. Sentía que la vida le había dado un golpe tan fuerte que necesitaba encontrarse y mejorarse.

Encontró un súper, y compró algo de comer y una botella de vino. De vuelta hacia el departamento, se dio cuenta de que quizá llevaba más tiempo triste. Que había sobrecargado su agenda a niveles tan exagerados que así no le daba tiempo de ver que estaba cayendo. En los últimos años había llevado un ritmo frenético, que le había producido un desgaste descomunal, tanto como para haber tenido que pasar por quirófano el año anterior para que le extirparan la vesícula debido a una tumoración que no pintaba bien. Pero Alejandra era así, le quitaban un tumor de la vesícula y parecía que había entrado en el quirófano para que le extirparan una verruga. Y para colmo, no era consciente de que así no podía ser. Debía pasar por un proceso de aceptación y elaboración, pero ella, como siempre, pasaba de puntitas por todos los eventos más difíciles que le tocaba vivir.

Alejandra entró en su nuevo hogar. Encendió su iPad para poner música, encendió unas velas, abrió la botella de vino y se sentó en ese sofá frío. Las lágrimas no tardaron en llegar. Pensaba en la necesidad de sobreactuar de años atrás. De negar cómo se encontraba realmente, y en cómo esa negación continua quizá la había llevado donde estaba, a un desmoronamiento emocional que la había conducido a una de las peores experiencias de su vida, una depresión.

La noche iba cayendo y las lágrimas no dejaban de brotar, no podía parar, mientras veía cómo poco a poco las velas se consumían y el fuego consumía la cera de cada vela, cual metáfora de su vida. Y ella seguía llorando sin consuelo. La noche terminó cuando apagó las velas, y sobre las cuatro de la mañana Alejandra despertó con un sobresalto. No sabía siquiera dónde estaba. Miraba a su alrededor como si de una pesadilla se tratara. Le costó ubicarse. Y en un momento se dio cuenta de que estaba donde nunca quiso estar: a kilómetros de distancia de su hogar, de su familia. Se levantó poco a poco, aturdida, y con la angustia de nuevo como compañera, se fue hacia la habitación, se metió en esa nueva cama, fría, se arropó, se acostó de un lado, abrazó la almohada y cerró los ojos.

Las campanas de una iglesia cercana comenzaron a sonar y poco a poco abrió los ojos. Eran las nueve de la mañana y se despertó. Era sábado, y ni siquiera era consciente del día en que vivía. El viernes le había parecido eterno. Se preguntaba cómo iba a encarar el primer día fuera de su hogar, con la tristeza que la invadía a cada paso, y con su amiga íntima, la angustia, que no la había abandonado en ningún momento. Se quedó un buen rato entre las sábanas de su nueva cama.

Alejandra había llevado consigo un rosario de nácar blanco comprado en su viaje a Jerusalén. Su madre le regaló esa experiencia al cumplir cuarenta años. Lo tenía siempre consigo, sentía que la protegía. Era, además de la maleta, lo único que la acompañaba de esa vida que ya sentía lejana. Lo tomó entre sus manos, y lo agarró pidiéndole por favor que parara ese sufrimiento. Pensaba en todos sus pacientes que habían pasado por una depresión y en todo lo que había trabajado con ellos para sacarlos de ese agujero. Y ahora, más que nunca, sabía qué sentían ellos cuando se sentaban en aquel sofá de color gris de su consultorio. Cuántas lágrimas había visto correr por las mejillas de sus pacientes, cuánto dolor expresado, cuánta agonía, y cuánta ironía, pensaba ella. Ahora Alejandra estaba igual, pero en vez de en un sofá con una gran profesional delante, estaba ella sola ante la inmensidad de esa dichosa enfermedad tan incomprendida, tan sutil, tan desbordante, tan... todo.

Le dieron las doce y todavía no era capaz de poner un pie en el suelo. A Alejandra no le gustaba madrugar, pero más allá de las diez no solía dormir, y menos ahora que sufría insomnio. El medicamento hacía su efecto, y ella, como buena «paciente», se lo tomaba al pie de la letra. Menos mal, porque el insomnio deja fuera de combate a cualquiera.

La falta de sueño es algo que se debe tomar muy en serio, aunque en la sociedad en la que vivimos todo se arregle con un Rivotril. No nos damos cuenta de que el insomnio, en muchas ocasiones, no en todas, es un síntoma que hay que atender y tenerlo muy presente a la hora de evaluar. Cuando no podemos dormir tenemos que preguntarnos qué nos pasa, qué nos quita el sueño. Parece una frase hecha, pero es así. El sueño no se va así porque sí, sino por una buena razón. Cuando el sueño se va y nos abandona hay que preguntarse en qué momento nos hemos abandonado. En general, el insomnio no está bien atendido. Y es un problema más generalizado que el estreñimiento. Éste sería otro tema para escribir varios capítulos...

Alejandra llevaba mucho tiempo sin un sueño profundo y reparador. Siempre había presumido de dormir maravillosamente. De hecho, contaba que, cuando era más joven, una de las noches que salió con sus amigas, se quedó dormida apoyada en la pared de un bar con la música ensordecedora. Ahora no daba crédito, sentía que su cuerpo iba por un lado y la cabeza por otro. Las noches se le hacían eternas y, a pesar de tomar alguna que otra pastilla para poder descansar y así retomar fuerzas, no lograba dormir más de tres horas seguidas.

La primera noche en su nueva cama logró dormir unas cuantas más. Se levantó y fue directa a la sala, donde había una minicocina, para hacerse un café. No ubicaba absolutamente nada. Buscaba una taza, una cucharilla y azúcar moreno, que era lo que siempre tomaba ella. Logró hacerse un café, y con la pijama y su bata, salió al exterior. Allí, escuchando a los pajaritos cantar, en un absoluto silencio, se tomó el café mientras pensaba en cómo estaría su familia, cómo estarían sus hijos en la primera mañana sin ella. Quizá mejor de lo que imaginaba, pues sería el primer día que no tenían que verla llorar sin poder parar. Sentía que todas estas semanas atrás les había hecho mucho daño y que, en el fondo, se sentirían aliviados por no tener que estar con una madre que parecía un zombi. No sabía qué hacer, se había llevado numerosos libros, un cuaderno para escribir y ropa para irse de viaje un mes.

Cuando terminó el café, se dirigió a la regadera. El baño era fantástico y tenía una regadera enorme de esas que sueñas con estar allí horas. Alejandra estaba muy concienciada con el medio ambiente, y era de las que cierran la regadera cuando se enjabonan, lo reciclaba absolutamente todo. Sin embargo, esa mañana decidió tomarse un baño con agua caliente de los que te dejan la piel como un garbanzo en remojo. Dejó que el agua cayera, y con las manos apoyadas en la pared intentó disfrutar. En ese momento no pensaba en nada, aunque no sentía placer, era una sensación muy extraña. Y no podía comprenderlo, aunque era consciente de que la abulia (falta de motivación o una disminución notable de la energía) y la anhedonia (incapacidad de disfrutar de las cosas agradables de la vida y de experimentar placer, tanto en el aspecto físico como psicológico o social) eran síntomas inevitables que ella misma reconocía sentir. Sin embargo, no poder disfrutar de un baño de agua caliente, o de escuchar el silencio de la mañana tomando un café en un lugar tranquilo como el departamento donde estaba, era frustrante y agobiante para ella.

Salió de la regadera y se vistió con ropa cómoda. Hizo la cama y pensó qué hacer el resto del día que acababa de comenzar. No tenía ni idea. Además, era puente en Sevilla y muchas de sus amigas tendrían planes. Necesitaba ver a alguna amiga, pero por otro lado no se le antojaba en absoluto salir y tomar alguna que otra cerveza y poner buena cara. Así que encaraba el día de forma anodina y aburrida. Al menos había pasado unas horas sin llorar.

Y así transcurrió el fin de semana. De la cama al sofá y del sofá a la cama, a ratos llorando, a ratos en la inopia y a ratos pensando qué le estaba diciendo la vida.

El martes se levantó temprano y agarró una moto eléctrica para ir al consultorio. Y allí se quedó todo el día. Cuando volvió al departamento lo primero que hizo fue llamar a sus hijos. Necesitaba escuchar sus voces. Y fue escuchar la voz de Manuel y sintió que se le caía el mundo a los pies. Fue una sensación de volver a sentir un puñal en el corazón. Manuel tenía una vocecita que te cautivaba. Alejandra estuvo varios minutos hablando con él y con su hijo Ignacio. Intentó aguantar las lágrimas, pero no podía reprimirlas, y la voz se le entrecortaba por momentos. Suerte que no estaba delante de ellos. Tenía la sensación de que sus hijos también estaban muy cansados de la situación. Se sentía culpable por todo el dolor que pudieran estar pasando; era la primera vez que salía de su propio dolor y veía el ajeno. Fue consciente en ese momento de que podía comenzar a mejorar. Empatizar con el dolor ajeno, en su situación, podía ser un síntoma de mejoría. Sabía que era el principio de una sanación muy lenta. Quizá la decisión de haber tomado distancia de su propia vida le estaba haciendo bien. Tenía muy claro que acababa de empezar un proceso; aunque llevaba varios meses con la sensación de estar en un pozo muy profundo, era capaz de visualizar una pequeña luz en esa oscuridad donde llevaba demasiado tiempo.

Sin nada en el refrigerador, y con poca hambre, decidió no tomar nada, meterse de nuevo en la regadera, ponerse cómoda y desconectar del mundo. De nuevo se encontraba en el sofá, mirando al techo y pensando en cómo había llegado hasta allí. Recordaba cómo era ella, con una energía imparable y con unas ganas inagotables de comerse el mundo. Y sin embargo ahora se encontraba sola, en un lugar al que no sentía que perteneciera y con demasiadas lágrimas. En cierta forma paralizada, sin poder avanzar, sin poder tomar decisiones. Tenía claro que saldría de este momento de su vida, y también que algún día se vería con fuerzas para retomar de nuevo su vida. Mientras tanto, sabía que estaba donde tenía que estar. Pensaba que la vida la había detenido por alguna razón. Pues qué es una depresión si no parar el motor de tu vida para que puedas analizar y pensar qué has estado haciendo mal. Poco a poco Alejandra comenzó a encontrarse extraordinariamente cansada y cayó rendida de nuevo en el sofá.

El despertador sonó temprano. Alejandra sintió que un nuevo día comenzaba, y era agotador solo de pensarlo. Seis pacientes por delante, y pocas ganas de acudir al consultorio. Aun así, era muy responsable con sus obligaciones y, como el día anterior, se arregló y se dirigió al consultorio. Allí de nuevo se quedó horas atendiendo a sus pacientes, intentando dar lo mejor de sí. Era muy paradójico todo. Desde que la depresión entró en su vida, sentía que ésta era un gran desastre y que perdía todo a cada paso que daba; sin embargo, el consultorio no podía ir mejor, los pacientes no le faltaban y cada vez hacía más horas. Era entrar en el despacho y sentirse viva, con más energía que nunca. Pero después de atender a sus pacientes, salía y caía de nuevo. Era algo que no lograba entender. Parecía una disociación en toda regla. Es decir, su parte más implicada con su trabajo estaba intacta, y ese mecanismo de protección hizo que poco a poco Alejandra se refugiara en su trabajo e intentara tener la mente ocupada por más tiempo. Cuantas más horas dedicaba a su trabajo, menos pensaba en su presente y quizá en su futuro.

Y así fueron pasando los días, anodinos, con llantos continuos, una tristeza innegable que se reflejaba en su rostro. La tez se había vuelto pálida, y la pérdida de peso era evidente.

Un viernes Lola decidió que se quedaría con ella el fin de semana. Era consciente de que Alejandra no podía estar mucho más tiempo sola, y le propuso un plan. Se quedaría en el departamento con ella y harían lo que se le antojara. Pasear, ir a almorzar o cualquier otro plan que ambas quisieran. Alejandra pidió a su amiga que no salieran, solo quería meterse en la cama y despertar en su casa de nuevo, junto a sus hijos. Sin embargo, la pesadilla seguiría por mucho tiempo.

Alejandra y Lola se quedaron hasta bien entrada la madrugada hablando de lo divino y lo humano, pero sobre todo de cómo se sentía, qué pensaba y lo perdida que estaba. No sabía qué decisiones tomar ahora, solo quería desaparecer. Pensaba cómo había podido llegar hasta allí, cómo podía haberse dejado ir, aguantar tanta carga en general, y cómo no se había dado cuenta antes. Sabía que, cuando una persona calla todo lo sufrido, el cuerpo en cualquier momento estalla con una enfermedad que la hace parar para gritar al mundo todo lo aguantado. Y tenía que saber qué había callado, porque su cuerpo se destruía poco a poco sin que ella pudiera poner remedio.

Alejandra sentía que su vida se destruía poco a poco. Con una tristeza que jamás había sentido, unas lágrimas constantes, un insomnio insoportable, sin motivación alguna por la vida, sola, sin ilusiones... Sentía que ya nada tenía sentido. Para qué luchar, se preguntaba. Sentía que había defraudado a todos los que la rodeaban. A sus hijos, a sus padres, a Ignacio. No podía seguir adelante así, aunque tampoco tenía la solución en sus manos, o al menos eso creía.

Lola intentaba darle los consejos que le daría a una hermana. Ella siempre había estado a su lado, y creyó que ayudar a su amiga era la mejor elección. Pero Alejandra no estaba en disposición de escuchar, no porque no quisiera, ella deseaba encontrar respuestas y así salir del pozo donde se sentía. Aun así, prefería no escuchar porque tenía la sensación de que nadie podía entenderla. Sentir su dolor, sin caer en la demagogia de los consejos, era una tarea extraordinariamente difícil que no todas las personas que la rodeaban eran capaces de asumir. Y ella no estaba para que le dieran consejos, sino para que le tomaran la mano, sin protestar, sin mandar, sin cuestionar cada paso que ella daba, sin opinar, simplemente estar a su lado. Ella no quería consejos, solo necesitaba gritar que la sacaran de ese momento de su vida. Sentía que jamás volvería a ser feliz, que jamás dejaría de llorar y que haría demasiado daño a los suyos. Pensaba en cuántas horas de terapia necesitarían sus hijos para sobrevivir a aquella situación. Alejandra era consciente de que sus hijos estaban en buenas manos, las de Ignacio. Pero no podía creer que por primera vez estaban sin su madre, sin su apoyo, sin su presencia. Y aún menos que ella estaba sin la compañía de sus hijos. Era muy inverosímil la situación; sin embargo, era lo que tenía por delante. Días de la soledad más absoluta. Horas eternas para encontrarse a sí misma. Y no lograba encontrarse. Lo que Alejandra no sabía era que le quedaba un recorrido muy largo, lleno de disgustos. Acababa de comenzar a caminar y aún faltaba lo peor. Esto solo había empezado.

Lola y Alejandra decidieron irse a dormir. Hacía frío, se metieron en la cama juntas. Se dieron las buenas noches, y Lola le dijo a Alejandra que saldrían de ésta juntas. Alejandra cerró los ojos y pidió con todas sus fuerzas que acabara el dolor. Y cayó rendida por primera vez en mucho tiempo. Quizá sentir a su amiga cerca le dio la seguridad que necesitaba en esos momentos.

Y salió el sol de nuevo, un sábado más en sus vidas. Alejandra despertó al lado de Lola. Extrañaba su cama, a Ignacio, a sus hijos. El olor a café en su casa por la mañana, las voces de sus hijos peleando por las galletas. También a su gato maullando continuamente para que se levantara. Abrió las cortinas y dejó que por el gran ventanal de la habitación entrara la luz. Se quedó echada en la cama, en silencio las dos. Y ambas comentaron qué harían ese día. Lola no quería que fuera un día triste encerradas en ese departamento. Aunque seguían en estado de alarma, ya podían salir a la calle al mediodía. A las seis de la tarde cerraban todo de nuevo, y a las once de la noche ya no podía haber nadie en la calle. Con ese planteamiento, pensaron en llamar a unos amigos de Alejandra que vivían por el centro y reunirse con ellos. Así se despejarían. Al fin y al cabo, que les diera el aire y tomar alguna que otra cervecita en el solecito les alegraría el día. Y eso hicieron. Se levantaron, tomaron un café con pan tostado en la terraza de su nuevo «hogar». Oliendo a azahar y escuchando las campanas de la Giralda. Un entorno idílico, del que no era capaz de disfrutar. Era consciente de ello, y no le importaba, lo aceptaba, pues estaba resignada. En ese momento no sentía que pudiera cambiar nada. Pues el problema estaba dentro de ella y no fuera.

Se bañaron y se arreglaron para dar una vuelta por el centro. Alejandra sentía que iba a contracorriente. Media Sevilla en la calle, deseando salir y tomar una cervecita en el solecito. Llevaban ya muchos meses de pandemia, y por primera vez en meses el Gobierno estaba relajando las medidas. Aun así, era lo último que deseaba, salir a la calle. Pero sabía que era lo que tenía que hacer. Comenzaron a caminar. La ciudad se había salido a la calle a pasear, a tomar cervecitas, había multitud de gente joven, jovencitas arregladas con el objetivo de pasarla bien, personas mayores paseando para aprovechar los rayos de sol de los días fríos, y ellas igualmente iban hacia el bar donde habían quedado con sus amigos. Y Alejandra, con la sensación de ir al contrario del mundo, se preguntaba si las personas se darían cuenta de su sufrimiento, de sus pocas ganas de vivir. No quería que nadie notara absolutamente nada. Aunque su deseo era una misión imposible. Sin haberlo querido, todo el mundo se daba cuenta de su sufrimiento, de su dolor y desesperación. Y eso le daba terror. No quería que le pusieran el calificativo de *dramática*. De ella siempre habían comentado que era extraordinariamente fuerte. Y ahora se sentía la persona más vulnerable del planeta. Se sentía desprotegida, huérfana por momentos, sin nadie que la cuidara. Se preguntaba si la depresión dejaba este tipo de sentimientos. Era muy paradójico. Alejandra no entendía por qué no era capaz de analizar qué le pasaba, qué ocurría en su interior, y, sin embargo, podía ver el sufrimiento ajeno, ayudar a las personas y prepararles un camino de sanación interna que les devolviera la ilusión. No podía ver más allá del sufrimiento y la derrota, y además no podía obtener las herramientas necesarias para salir de esa enfermedad, la temida depresión.

Las dos llegaron al bar, y allí las esperaban sus amigos. Tomaron algunas cervezas y almorzaron en el solecito, aunque Alejandra tenía el estómago, como vulgarmente se dice, cerrado, y comía poco o nada. Había perdido casi diez kilos, y seguía perdiendo peso porque no se le antojaba comer. Y ahora, sola en el departamento, era consciente de que, sin nadie vigilando y presionándola para que comiera, no lo haría. Alejandra no quería ser aguafiestas, pero no se encontraba bien, y cuando sus amigos le preguntaron por Ignacio y por los niños se volvió un mar de lágrimas sin poder siquiera hablar. No podía parar de llorar, no podía articular palabra, la angustia de nuevo se hacía presente para arruinarle el día. Se sentía muy culpable por hacerles pasar un mal momento a sus amigos, pero no podía evitar sentirse así. Se sentía inútil por no poder cambiar sus emociones. Era como una presa hidráulica que reventara y dejara salir el agua acumulada. Se supone que una presa acumula el agua para suministrarla después a las ciudades. Y como tal pensaba Alejandra que nuestro mundo emocional funciona.

La autorregulación emocional, es decir, la gestión correcta de nuestro mundo interior es esencial para poder vivir de forma equilibrada y sana. Cuando acumulamos más de lo que nos podemos permitir, tendremos que aliviar el agua para que la presa no reviente. Y si aun así no detectamos las señales de alarma, la presa reventará un día. Así era como ella se sentía, la presa interior de Alejandra reventó y aunque cada día intentaba arreglarla, un simple comentario, una sencilla pregunta, un cómo estás, de nuevo hacía estallar la angustia y la sumergía en un proceso angustiante que literalmente la estaba matando.

Alejandra le pidió a Lola irse a casa, no podía más con la angustia y prefería estar a solas en el departamento. Ella no era nada exhibicionista emocionalmente hablando. No llevaba bien que el mundo la viera sufrir. Siempre había sido una mujer muy alegre; de ella siempre comentaban que era muy divertida, siempre haciendo bromas y con una fuerza imparable. Alejandra tenía un carisma impresionante. Era una mujer que, cuando la conocías, no te dejaba indiferente. Tenía esa aura característica de algunas personas. Una mirada muy especial, con una sonrisa que te daba vida cuando la veías. Que la vieran ahora así no le sentaba bien por partida doble. Sentir que había perdido esa magia, saber que era la que ayudaba y ahora era quien necesitaba ayuda, la hundía más. Entre otras cosas porque Alejandra no sabía pedir ayuda. No lo había hecho nunca, y ahora menos.

La depresión es una enfermedad que puede llegar a destruirte, pero también puede salvarte la vida, si se mira desde otra perspectiva. Como cualquier cambio radical en la vida de cada uno. Aprovechar ese camino tan pedregoso, lleno de altibajos, sufrimiento, desesperación y angustia, puede ayudarnos a cambiar. Porque lo que está claro es que, al igual que le pasó a Alejandra, este tipo de enfermedad no viene por casualidad, viene porque tenemos que dejar de vivir como hasta entonces. Por lo que más vale aprender en el camino y darse cuenta de que no se están haciendo las cosas bien. No pedir ayuda, no reconocer que hay un conflicto, en un ámbito de tu vida o en varios, es cavar tu propia tumba, porque tarde o temprano la mente te jugará una mala pasada. Y a Alejandra se la estaba jugando por partida doble, y con ganas. No se daba cuenta de que estaba perdiendo lo más importante, su salud.

Alejandra y Lola se despidieron y se fueron de vuelta al departamento. Iban en silencio, paseando. Eran las siete de la tarde y ya no había nada abierto. Habían pasado un día agradable, aunque Alejandra se había sentido en una montaña rusa. Por momentos sonreía, por momentos lloraba al recordar a sus hijos, su hogar, su proyecto de vida... Reconocía que había entrado en un proceso de cambio en su vida. Y el dolor por lo que perdería se le hacía insoportable.

Reflexiones de una psicóloga:

- Cuando una persona padece una depresión, los pensamientos que se suceden son múltiples y casi todos de índole negativa.
- Hay que tener cuidado con esos pensamientos, porque nos llevan a tomar decisiones que algunas veces cambian el curso de nuestra vida, y quizá no sea adecuado tomarlas con esta enfermedad.
- La percepción de nuestra vida y de todo lo que nos rodea está tergiversada por la enfermedad. Podemos estar confundidos en el modo de percibir el entorno e incluso nuestro propio futuro. Por ello hay que confiar en la evolución, los profesionales que nos atienden y la medicina, y postergar las decisiones para cuando mejoremos.

7

La evolución

El fin de semana pasó y Alejandra se enfrentaba por primera vez a la soledad de una semana, sin la rutina de una casa, una familia, unos hijos... Todas las personas que tenemos familia en algún momento hemos necesitado un tiempo a solas con nosotros mismos, porque trabajar, gestionar un hogar, la familia en general, la pareja y a uno mismo es demasiado. Además, vivimos en un mundo lleno de prisas, donde se nos exige continuamente la felicidad constante; no hay tregua para deprimirse, eso es de débiles, y a los débiles o a quienes no se adaptan, según la teoría de Darwin, la naturaleza los elimina. Alejandra no había pedido ese descanso, en realidad necesitaba huir, dar una patada hacia delante para salvarse. En el fondo era consciente de que, si no lo hacía, se quedaría fuera del juego. Sabía que estaba allí para poder encontrarse y hacerse más fuerte.

Pensaba mucho en lo que estaba dejando atrás. Y en cómo a una profesional de la psicología, con una estabilidad y un mundo creado, le diagnostican una depresión y su vida se destruye. Una enfermedad de la cual se habla constantemente, pero sin dimensionar la realidad que vive quien la padece. El sufrimiento es insoportable. Sientes que la vida se te escapa entre las manos y que el mundo no te comprende. Por mucho que te animen y digan que hay que superarlo, sientes que la vida ya no tiene sentido. Alejandra todavía no obtenía respuestas. Quizá con el acompañamiento de

Jorge y el medicamento que le había pautado, con las sesiones con Jaime, el apoyo de su familia y amigos, podría encontrar las respuestas a todas sus dudas. Y la pregunta más importante: qué tenía que aprender de todo este proceso. Qué le tenía que enseñar la enfermedad. Y cómo cambiaría su vida para siempre.

Ignacio y Alejandra hablaban a diario. Ella se preocupaba por él y por su estabilidad. Se sentía muy culpable de su sufrimiento, aunque no veía otra salida que el distanciamiento. Para ella era muy difícil estar en su casa, con sus hijos, y que éstos siguieran viendo como su madre lloraba desconsoladamente y sin poder entender por qué. Si el día anterior daba un pasito hacia delante, hablar con él la colocaba en un lugar muy destructivo de nuevo. No podía ver sufrir a quien la había acompañado durante casi veinte años de su vida. No podía ayudarlo, porque ella no podía ayudarse a sí misma. Si le costaba vivir, cómo podía siquiera pensar en ayudar a alguien más. Y este pensamiento la acompañaba siempre. Lo cual no la dejaba evolucionar hacia su curación. Estaba en una espiral de autodestrucción, y no era capaz de salir de ella. Por supuesto Ignacio no era responsable, él necesitaba que ella estuviera bien, no podía soportar verla tan mal, pero no sabía cómo sacarla de allí. Él también lo estaba pasando mal porque, cuando un miembro de la pareja cae en una depresión, el vínculo queda afectado, y corre el riesgo de romperse si no se redefine. Ignacio era consciente, pero se sentía bloqueado y también necesitaba tiempo para pensar, para agarrar fuerzas y poder apoyarla y quizá sacarla de ahí.

Además, el consultorio de Alejandra por momentos se desbordaba de casos. En general, todos los psicólogos estaban desbordados. Quizá por las consecuencias de la pandemia, de las que todavía no somos conscientes. Pero la realidad era que el trabajo se le acumulaba y, aunque para ella su trabajo era un espacio donde encontraba la paz, tantas horas la estaban dejando sin aliento. Sin embargo, ella se creía igual de fuerte que antes, y seguía con un ritmo excesivo de trabajo.

Ignacio y Alejandra llevaban días sin verse. La semana transcurría con cierta normalidad, ella seguía trabajando y volvía al departamento. Leía un poco, hacía una videollamada con sus hijos y se iba a la cama. Ella necesitaba saber cómo se encontraban sus hijos e Ignacio, pero ni siquiera se atrevía a preguntar por no encontrarse ante más sufrimiento. Aunque era consciente de que sus hijos lo estarían pasando muy mal con su ausencia, no sabía cómo afrontar la vuelta a su hogar, pero esta vez sola.

Se acercaba el viernes, día en el que había pactado con Ignacio cambiarse. Ella volvía a su casa y él se iría al departamento, y sería entonces cuando se enfrentaría a una nueva realidad. A gestionar su casa y a sus hijos sola. Durante esa primera semana en el departamento pensaba que no sería capaz de afrontar una semana sola con sus hijos. No tenía la fuerza suficiente, pero no tenía opción.

Ese viernes Ignacio fue a recogerla al departamento. Ella esperaba con la maleta hecha y con ganas de ver a sus hijos. Había estado siete días sin verlos, y necesitaba sentir de nuevo su abrazo. Se subió al coche, y entre lágrimas le comentaba, mientras se dirigían a su casa, cómo había pasado la semana. Cómo estaban los niños y cómo se encontraban los dos. No fue una conversación muy profunda, había más silencios que palabras. Por fin llegaron a casa. El recibimiento de sus hijos fue como un bálsamo de aceite en una piel seca. Sintió alivio de inmediato. Se agarró fuerte a ellos y de nuevo las lágrimas aparecieron. Era una mezcla entre sufrimiento, culpabilidad, cansancio y amor profundo por esos dos pequeños. Se sentía muy reconfortada por estar de nuevo en casa. Hasta el gato, que era normalmente bastante arisco, salió a saludarla. Dejó la maleta en su habitación y salió a la sala para hablar con los pequeños de cómo había ido la semana. En ese momento, Ignacio se despedía de ellos hasta el viernes de la semana siguiente. Entre lágrimas les dijo que les llamaría cada día y que se portaran bien con su madre, que le ayudaran con las tareas de la casa y que la cuidaran mucho. Entonces cerró la puerta con un «disfrútalos, nos vemos la semana que viene». La puerta se cerró y Alejandra se encontró ante una situación que le daba demasiado miedo, y que sentía que no podría afrontar. No podía llorar delante de sus hijos, pues entendía que los niños no debían ver más sufrimiento. Ellos se enfrentaban a una enfermedad que no comprendían, una madre desconocida, una separación de sus padres y una situación muy inverosímil.

Ese viernes estuvieron a su lado en todo momento, hicieron la cena juntos y platicaron de cómo había ido todo. Manuel e Ignacio tenían muchas preguntas y pocas respuestas; sin embargo, no se atrevían a preguntar por miedo a ver a su madre de nuevo llorando. Y ella era consciente de ello, pero en esos momentos no tenía fuerza para responder. Ni siquiera sabía si podría responder. ¡Cuánto sufrimiento se respiraba en esa casa!

La depresión es una enfermedad que no solo afecta a quien la padece, sino a todo su entorno. La pareja, los hijos, los amigos, los compañeros de trabajo... Es muy complejo comprenderla. La sintomatología es muy diversa, y la sociedad muestra un desconocimiento importante sobre ella. Ni toda persona que está triste padece una depresión, ni todos los tipos de depresión tienen como síntoma principal la tristeza. Cuando una persona sufre este tipo de trastorno, todo su entorno queda afectado, las rutinas cambian, los roles pueden intercambiarse, incluso la economía familiar puede llegar a resentirse. Saber gestionar estos cambios tan abruptos, en tiempo y forma, es esencial para que el enfermo sienta el apoyo y no la culpabilidad sumada a la sintomatología. En muchas ocasiones los miembros de la familia se adaptan al nuevo «estilo de vida» del familiar depresivo, hasta llegar a olvidar su vida y su actividad normal diaria para apoyar al enfermo. Es importante, en los casos en los que se ve afectada la vida diaria de los familiares, establecer unas rutinas. Esto ayuda a conservar una pequeña normalidad y generar sensación de seguridad y protección, tanto a la familia como al enfermo. En otros casos, se instala cierto caos, por causas muy diversas, como la no aceptación de la enfermedad en el seno familiar, su rechazo o la incapacidad de alguno de los miembros de aceptar los cambios derivados de este padecimiento.

La depresión es una enfermedad mental extraordinariamente compleja. Se manifiesta en varios ámbitos de la vida del enfermo. No solo hay sintomatología psicológica, también el cuerpo y la percepción del dolor, la conducta en sí o el funcionamiento cognitivo quedan afectados de forma importante. Por esta razón es fundamental que los familiares sepan a qué se enfrentan, para poder ayudar de la mejor forma posible y trazar una estrategia de ayuda.

La persona que sufre esta enfermedad a veces verbaliza la oscuridad en la que se siente. Y a veces se encierra en sí misma por vergüenza. Hay patrones claros de comportamiento para los diferentes tipos de depresión que existen. Y la sintomatología, como he comentado anteriormente, puede llegar a ser muy diversa. El color negro en muchos casos define cómo se sienten por dentro, perdidos, a la deriva, sin ganas de seguir luchando por una vida que ven en tonos grises. Es normal la expresión de abatimiento, desesperanza y una falta total de ilusión o motivación. Convivir con ello es muy duro, y también es muy duro para los familiares, a los que normalmente los toma por sorpresa y que se sienten perdidos a la hora de afrontar una salida para su familiar.

Es imprescindible confiar en los profesionales sanitarios. Encontrar la mano tendida de personas que escuchen y te acerquen poco a poco a esa luz tan necesaria para salir de ese torbellino de sensaciones, emociones y pensamientos tan negativos.

Alejandra aguantaba la respiración mientras cenaba al lado de sus pequeños. Una sensación de miedo recorría todo su cuerpo. No controlaba sus emociones, y le generaba mucha inseguridad no poder gestionarlas delante de sus hijos. Ellos no tenían culpa de absolutamente nada, y ella era consciente de que podrían sufrir más de lo esperado por su mala gestión. Así se sentía, tan culpable por su enfermedad, tan perdida en ese preciso instante, que prefirió terminar la cena e irse a la cama pronto para así evitar más situaciones incómodas.

Se desvistió y se metió en la cama. Y Manuel no tardó ni dos minutos en meterse junto a ella y abrazarla. Se acercó y, con esa mirada tan tierna que le caracterizaba, le susurró: «Mamá, te quiero, ponte bien, por favor». Las palabras de su hijo pequeño se le clavaron en el alma. Su hijo no era consciente de que esas palabras la estaban destrozando, y ella no sabría hasta más adelante que esas mismas palabras serían el motor para salir de la enfermedad. Alejandra lo miró, y se abrazó a él como se abraza a lo único que tienes para sostenerte y no caerte. Sintió un amor profundo, por primera vez desde que le diagnosticaron la depresión, por fin un sentimiento diferente a lo que estaba acostumbrada desde semanas atrás. Se sentía algo aliviada, aunque no pudo contener las lágrimas por ver el dolor que estaba generando en su pequeño. En ese momento se volteó y cerró los ojos. Pensaba en Ignacio, en cómo estaría en el departamento, a solas, sin nadie a su a lado. Se sentía culpable por todo. Y ese sentimiento la estaba dejando sin fuerzas. Creía que, hiciera lo que hiciera, todo lo hacía mal y que producía un dolor tremendo a las personas a las que más quería. Y así era. Ese sentimiento de culpa no la dejaba avanzar y debía cambiarlo por completo.

El sentimiento de culpa es la sensación interna permanente de haber hecho algo malo, de ser mala persona o de hacer daño a los demás continuamente. Dicho sentimiento se ex-

perimenta al romper las normas culturales, religiosas, políticas, incluso familiares o del grupo al que perteneces.

Existen dos tipos de culpa. La real, que se produce cuando una persona de forma explícita ha roto las normas y es consciente de que ha generado un mal o un dolor a causa de su comportamiento. Y existe un sentimiento de culpa ficticio o subjetivo, que en función de cómo se instaure podrá incluso imposibilitar una vida normal en el sujeto que lo padece.

Este último sentimiento genera sensaciones de ser mala persona, de no ser suficiente, de no estar a la altura de las circunstancias, de valorar a los que te rodean más que a uno mismo. Es una actitud de sabotaje continuo, existe una infravaloración continua del sujeto, incapaz de ver su valor real.

El sentimiento de culpa subjetivo suele tener una relación directa con una baja autoestima. La culpa involucra otras emociones, como la impotencia, la angustia, la tristeza o el remordimiento por algo que pudo haberse hecho o que se ha hecho de forma inapropiada. De esta forma, la culpabilidad aparece cuando uno mismo se juzga de forma cruel por falta de objetividad. En resumen, el sentimiento de culpa se desarrolla no solo debido a una causa (real o imaginaria) propiamente dicha, sino por la percepción del hecho y la autovaloración negativas.

Por ello, es importante distinguir cuando la culpa es objetiva o subjetiva. Si con nuestros actos hemos causado daño, lo importante es reconocerlo y repararlo en la medida de lo posible. La culpa genera parálisis, y la responsabilidad genera acción. Cuando cambiamos la palabra *culpa* por *responsabilidad*, se abre un mundo de posibilidades.

Porque lo importante no es el hecho en sí o las consecuencias que se producen (que también), sino cómo integremos ese hecho y nuestra responsabilidad en él. De ello dependerá que nos valoremos de forma positiva o negativa. Y también dependerá que se forme una culpa subjetiva, que paralice en situaciones posteriores, o una culpa objetiva.

El nivel de autoestima es variable a lo largo de la vida, es decir, el nivel de amor propio y del valor que nos atribuimos no es algo lineal, pues puede verse alterado por infinidad de situaciones vitales, como una enfermedad, una valoración externa o incluso episodios traumáticos. La autoestima es crucial en nuestro desarrollo como personas y es clave para el bienestar emocional. Por esta razón, conviene estar atentos a los síntomas que indican que no nos queremos tanto como merecemos. Es de vital importancia ser conscientes de qué es la autoestima, cómo se construye, qué variables intervienen y cómo mantenerla.

La autoestima te ayuda a tomar conciencia de la relación que mantienes contigo mismo, del autocuidado y del amor propio. Te protege de pensamientos negativos. Si algo define o crea una falta de autoestima es la gestión que hacemos de nuestro diálogo interno. Es crucial cuidar cómo nos hablamos y cómo nos respetamos. Es una característica verdaderamente importante para conservar y mantener un buen nivel de autoestima.

Alejandra durmió abrazada a Manuel, y por primera vez en semanas pudo dormir más de tres horas seguidas. Al día siguiente se despertó al lado de su hijo. Y cual ninja, se levantó de la cama intentando no despertar a su pequeño. Se dirigió a la cocina, para hacerse un café y preparar los hot cakes que tanto les gustaba desayunar a sus hijos. Mientras, pensaba en cómo comenzar un nuevo día, sin derramar lágrimas por el camino; pensaba en cómo sería su vida a partir de ahora. No podía creer que una enfermedad pudiera destrozar tanto. No bastaba con padecerla, tenía que enfrentarse a su peor pesadilla, comenzar de nuevo. Sentía que su vida se le había escapado de las manos. Todo por lo que tanto había luchado se desvanecía. Y no sabía cómo evitarlo. Se imaginaba en un río, dirigiéndose a una gran cascada; inexorablemente caería y solo el destino sabría qué pasaría. Sentía miedo e inseguridad ante el futuro. A la vez, la angustia y la tristeza seguían como fieles compañeras en su camino.

Manuel e Ignacio despertaron y decidieron correr hacia la cocina. Su madre preparaba la masa de los preciados hot cakes. Sabían que sería un momento divertido, pues a su madre siempre le pasaba algo en la cocina. Y últimamente más, pues no prestaba atención a lo que hacía, andaba más despistada de la cuenta. No sabía si era el medicamento, el poco descanso o la propia enfermedad que no la dejaba prestar atención. Se sentía como un zombi, deambulando por la vida. Estar sola con sus hijos le aterrorizaba, creía que no tendría fuerzas. O que no estaría a la altura como madre. Los pensamientos negativos la invadían constantemente. Se culpaba de todo, y se castigaba por hacer pasar tanto sufrimiento a su familia, a sí misma... Y por supuesto, se culpaba de lo miserable que se sentía. Se sentía incapaz de manejar su vida. Y menos sola, con dos hijos. Por momentos, la vida se le caía encima. Experimentaba muy a menudo que estaba en medio de la tormenta perfecta, pero en tierra firme, y con actores reales.

Alejandra logró hacer los hot cakes a sus hijos, no sin antes haber quemado alguno que otro y ver cómo ellos ser reían a carcajadas. Manuel era muy exquisito con los hot cakes en el desayuno. Tenía la costumbre de ponerse al lado de su madre mientras los cocinaba, al igual que Ignacio. Esa mañana se pusieron los dos cerca de Alejandra y, entre el tira y afloja típico de hermanos, lograron hacer el primer hot cake, no exentos de risas y empujones. El primero salió hecho un desastre. Resultado, a la basura. Vamos por el segundo. El problema ahora era decidir quién comía primero. Los dos hermanos se pusieron a gritar en tono de broma. Pero Alejandra no tenía ninguna tolerancia a los gritos. Y comenzó a ponerse nerviosa. Les pidió que pararan. Aun así, los pequeños siguieron batallando por el primer hot cake, mientras su madre intentaba no enojarse y saltar sin control. Sin embargo, sentía que iba a estallar de un momento a otro y no quería que sus hijos la vieran perder la compostura. Se preguntaba, mientras escuchaba los gritos (nada exagerados) de sus hijos y vigilaba la sartén donde se estaban haciendo los hot cakes, qué la hacía estar tan sensible ante una situación que antes le habría pasado desapercibida. Y como no podía ser de otra manera, perdió la compostura y dio un grito a los niños para que dejaran de discutir. No era consciente de que a partir de esa mañana estaría con los nervios a flor de piel y que saltaría por nada.

Los niños se asustaron, y se sentaron a la mesa esperando a que su madre terminara de cocinar los hot cakes. Aunque la verdad es que ya no los querían, solo querían irse a la habitación y alejarse de esa mujer a la que comenzaban a ver como a una extraña. Ellos eran relativamente pequeños, y no lograban entender qué estaba pasando con sus vidas, con sus padres y con su familia. Todo era diferente ahora. Y necesitaban más tiempo que nadie para habituarse a esos cambios y, sobre todo, a la gran tristeza que se respiraba en el ambiente.

Alejandra observó cómo sus hijos se comían el desayuno de forma rápida y apresurada, se dio cuenta de que no querían estar en la cocina con esa tensión que cortaba el aire. Intentaba ponerse en sus zapatos, en lo duro que debía de ser observar que poco a poco tu mundo se desmorona sin poder hacer nada. Y más para unos niños que no tenían culpa de nada y para quienes todo lo que habían conocido hasta ahora, de buenas a primeras, cambiaría por completo.

Intentó controlar ese enojo continuo en el que vivía, que no era más que un estado de alarma constante que la hacía estallar por cualquier cosa. Se acercó a ellos y les pidió perdón. Les explicó que no era su intención enojarse, y que algunas veces, sobre todo en esos momentos, se sentía muy vulnerable a sus discusiones. Intentaría controlarlo en un futuro, y les pidió que le ayudaran porque no se encontraba bien. Trató de explicarles que, para ella, su prioridad era el bienestar de ellos. Alejandra tenía dos hijos maravillosos, y no tardaron en responderle, con un abrazo de los que curan las mayores heridas, y con un «no te preocupes, mamá, lo entendemos, solo queremos que te pongas bien». En esos momentos ella esbozó una leve sonrisa, profundamente arrepentida y con una actitud diferente a la que tenía media hora antes.

Alejandra se dispuso a recoger la casa e ir al súper con el pequeño Manuel. Sin embargo, esta vez iba a ser diferente. Ignacio, su hijo mayor, también iría con ellos. Así que manos a la obra. Entre los tres recogieron la casa, un barrido por aquí, un hacer las camas por allá, y listo. Casa recogida, y todos vestidos para salir. Se dispusieron a pasar una mañana de compras, decidiendo qué iban a comer durante la semana y cómo se organizarían los tres. Y así pasó la mañana. Alejandra se sentía bien, era la primera vez en años que estaban los tres solos y hablando de qué recetas harían y de cómo organizarse con la escuela.

Llegaron a casa de nuevo, y colocaron todo en el refrigerador y la alacena. Una vez que terminaron, los pequeños se fueron a la habitación a jugar videojuegos, y Alejandra, al ver que se aproximaban las dos de la tarde, se dispuso a abrir una lata de cerveza que solía tener fría y se sentó en una silla de la cocina a pensar sobre todo lo que había pasado. Se sentía muy extraña, vacía, confundida. No lograba comprender qué ocurría ni por qué. Se culpaba constantemente. ¿Cómo había podido llegar al estado en el que estaba? No tenía ganas de nada, era como una montaña rusa, donde por minutos se encontraba bien, por momentos se encontraba mal y lloraba sin consuelo, y por segundos entraba en cólera.

Comieron, recogieron y descansaron un poco. Ignacio salió con los amigos después de comer y Manuel se quedó con su madre, a indeciso entre los videojuegos y YouTube. Ella, mientras, deambulaba, deshaciendo la maleta de la semana en el departamento y revisando la casa. Ignacio había pasado toda una semana con los niños y ella no había estado. La casa estaba bien, como si no hubiera sucedido nada; era una sensación extraña. Había pasado diez días en el departamento y era como si no hubiera ocurrido nada.

Y poco a poco así transcurrió el fin de semana. En su casa con sus hijos, volviéndose a encontrar, pensando en cómo organizar los días que tenía por delante.

La semana comenzó el lunes a las seis de la mañana. El despertador sonó como siempre, y Alejandra se dispuso a preparar la comida para su hijo pequeño. Tres días a la semana el pequeño de la casa se quedaba en el comedor de la escuela, pero con la comida de casa. A Alejandra no le gustaba que sus hijos comieran la comida del comedor y eso suponía un esfuerzo. Tenía que levantarse más temprano para calentar el termo y prepararle la comida. Antes se turnaba con Ignacio, pero ahora era ella quien tendría que hacerlo durante la semana que estaba en casa. Así que después de haber dormido apenas dos horas se dispuso a comenzar el día. Tenía un grave problema, no lograba dormir más de tres horas al día y el insomnio la estaba consumiendo. Alejandra llevaba perdidos casi veinte kilos. Y ya era preocupante.

Se metió en la cocina, comenzó el ritual de calentar el agua, hacerse a la vez un café, el desayuno para los peques, calentar la comida y correr para la regadera y levantar a Ignacio. Antes le parecía un horror, y ahora le empezaba a parecer hasta divertido. En ese momento recordaba, mientras calentaba el agua del termo, dando un sorbo al café hirviendo recién salido de la cafetera Nespresso, en pijama, con una cola y con los ojos todavía a medio abrir, que las mañanas le parecían un horror. Le encantaba estar en la cama, en horizontal, disfrutaba mirando al techo recién despierta, enredándose en las sábanas y estirándose para prepararse ante un nuevo día. Ahora pensaba que ya no podría hacerlo, y sentía cómo la vida te cambia en un segundo. Hacía tan solo diez días había estado en esa misma casa compartiéndola con Ignacio y sus hijos; ahora se encontraba ante la inmensidad de una vida que tendría que volver a dibujar. Cuando lo pensaba, la tristeza volvía y el llanto comenzaba de nuevo, y sentía que no podía controlarlo. Interrumpió los pensamientos y se dirigió a la regadera. Conectó su teléfono y puso música. Intentaba animarse por todos los medios, pero, como si de un fantasma se tratara, algo dentro de sí misma la arrastraba de nuevo hacia abajo.

Salió de la regadera y despertó a Ignacio con un beso en la mejilla. Era igual que ella, le costaba la vida levantarse por las mañanas. Tenía que ir tres o cuatro veces para que despertara. Ella alucinaba con la economización del tiempo de su hijo. En apenas diez minutos se preparaba, y todavía le sobraban cinco minutos para acostarse en el sofá a esperar a que ella le dijera que salían.

Llevó a Ignacio a la escuela y volvió a casa para terminar de arreglarse y despertar a Manuel. Al igual que con Ignacio, lo despertó con besos y susurros. Siempre pensó que salir de un plácido y reparador sueño debe hacerse con todo el cariño del mundo, así se apuesta desde el principio por un día fantástico. Y así era, la sonrisa de su hijo Manuel al escuchar los besos de su madre, acariciándole el pelo con un «vamos para arriba, campeón», era suficiente para levantarse.

Lo dicen varios autores, como Eduard Estivill: dormir ocho horas es esencial para que el cuerpo descanse y se regenere. Alistar el cuerpo cada noche es de vital importancia para que funcione como un reloj al día siguiente. Y si importante es dormir, también lo es el despertar. Lo ideal sería poder despertarse con la luz solar, pero no todo el mundo tiene esa opción. Es sonar el despertador y pegar un salto de la cama y comenzar corriendo, igual que lo terminamos. Aprovechar la luz solar activa en dosis sanas el cortisol, que hará que poco a poco vayamos despertando. Incluso ya hay despertadores que media hora antes de que suenen iluminan la habitación imitando la luz solar.

Manuel y Alejandra salieron de casa rumbo a la escuela. Para ella sería el segundo viaje en menos de una hora, para luego irse a su consultorio y comenzar con sus pacientes. Afrontaba una nueva semana de forma diferente. Lo que ella no sabía todavía era que marcaría el resto de su vida.

Entró por la puerta de su consultorio y, como siempre le había pasado, se transformó. Respiraba hondo, encendía las luces como si de un escenario se tratara, se acomodaba, se ponía un vaso de agua y recibía al primer paciente. Hasta las dos de la tarde, que salía corriendo para llegar justo a tiempo a recoger a su hijo Ignacio, que salía de la escuela a las dos y media.

Salió volando para recoger a Ignacio, habían quedado en la puerta de la escuela. Justo a las dos y media el niño salió, fue hacia el coche, abrió la puerta y le dijo: «Mamá, me encanta que me recojas de la escuela». A ella se le salieron las lágrimas de nuevo y no pudo dejar de llorar de vuelta a casa. Su hijo se quedó callado, como si supiera qué le pasaba. Pero ni siquiera ella sabía qué le pasaba. Solo que sentía las palabras de su hijo como si de un te quiero infinito se tratara. El ataque de llanto le sobrevenía sin motivo alguno o por una emoción mínima. Era lo que más la incapacitaba. No podía ver películas con un mínimo de emoción porque no paraba de llorar, y hasta las noticias le servían de estímulo para comenzar un llanto descontrolado. Era consciente de estar bajo los efectos de una depresión. Aunque lo pasaba por alto.

Mientras iban a casa recordó cuando estudiaba psicología y le hablaron de la enfermedad. En la vida habría podido imaginar que ella iba a tener un diagnóstico así, y mucho menos el sufrimiento que ello conllevaba. Mientras le calentaba la comida a su hijo Ignacio, decidió rebuscar en su casa a ver si encontraba los apuntes de Psicopatología para realizarse una autoevaluación. Podría dirimir qué tipo de sintomatología tenía, o si reunía muchos síntomas de la enfermedad. Miraba atentamente el fuego donde se calentaba la comida de su hijo, papas guisadas con carne, y necesitaba entender por qué se encontraba así, como un barco a la deriva. No lograba comprender qué le pasaba, parecía que toda su vida se iba por el escusado. Mientras tanto, pensaba en todos sus síntomas y en los que tenían que llegar.

Los ataques de llanto eran continuos, aunque en los días que llevaba con sus hijos intentaba controlarlos. Las noches se hacían eternas. A pesar de caer rendida en la cama sin fuerzas, el insomnio se había instalado en su vida y era como un círculo vicioso. No descansaba, y su cuerpo casi no tenía energía para afrontar cada día. Estaba llena de miedos, le daba pánico enfrentarse a estar sola con sus hijos. No se sentía capaz de nada y menos de cuidarlos. Y eso la hacía sentir culpable cada segundo del día. Como no descansaba, siempre estaba irritable, unos cambios de humor desmesurados que al final pagaban los que estaban más cerca. Parecía que todo le caía mal, y por todo se enojaba.

Un ejemplo de ello fue cuando fue a recoger a su hijo pequeño a la escuela, sobre las cinco. Había quedado con Manuel que la esperaría en una calle anexa a la escuela, junto a un quiosco. Llegó puntual y esperó más de diez minutos. Entonces comenzó a ponerse nerviosa, y a buscarlo por las calles de alrededor. Manuel, a pesar de ser muy despistado, era obediente, a su manera. Por eso le extrañaba. Era la primera vez que lo recogía de la escuela, pues, al igual que con Ignacio, era su padre quien lo hacía. Fue a la escuela y preguntó por él, pero no había ni rastro del niño. Alejandra entró en un momento de confusión. No podía pensar con claridad y se sentía aturdida. Se imaginaba que su hijo pequeño estaba perdido, o incluso que lo habían raptado; su pesimismo era tal que por un momento se imaginó junto a la policía, buscándolo. No era capaz de ver más allá de su negatividad más absoluta.

Comenzó entonces una cascada de pensamientos destructivos que hicieron que de nuevo vinieran las lágrimas, y casi sin darse cuenta entró en un ataque de ansiedad sin precedentes, con la respiración entrecortada, las manos frías y sudorosas, cero claridad mental y el corazón que le latía a mil por hora. Comenzó a sentirse mal por segundos y un leve mareo hizo acto de presencia. La vista se le nubló de repente y sintió que la vida se detenía en ese mismo instante. Logró apoyarse en un coche, agachó la cabeza y dobló las rodillas. Intentó respirar hondo para calmarse.

En ese momento le sonó el teléfono. Era de la recepción de la escuela, su hijo había ido hacia allí. «Muy bien, Manuel», pensó. Se dirigió hacia allí a paso ligero, resoplando y con los ojos todavía cargados de lágrimas. Entró, y allí estaba esperando su hijo más pequeño. Lo abrazó, y de repente tuvo una sensación de alivio que la hizo respirar profundamente. Sin embargo, en segundos, con un enojo desorbitado, comenzó a gritarle exigiéndole una explicación. El pobre pequeño se asustó ante la reacción de su madre, no entendía nada. Y tampoco ella lo dejaba explicarse.

Manuel bajó la cabeza y comenzó a caminar detrás de su madre, que iba a paso ligero hablando enojada. Llegaron al coche, se subieron y fueron en dirección a su casa. En el coche, Manuel ya le pudo explicar con más calma que se había confundido de lugar de encuentro y, como se había hecho tarde, decidió volver a la escuela y pedir en la recepción que le llamaran. Era la primera vez que ella lo recogía, la primera vez que vivía una situación extraña, con sus padres separados, en casas diferentes, con un turno para compartirlos, etc. Todo se le hacía extraño a Manuel, y aun así comprendía que su madre estaba enferma y que necesitaba una dosis de paciencia extra para poder ayudarla.

Es obvio que esta enfermedad no solo afecta a los protagonistas de la historia, sino a todo el mundo que los rodea. La falta de memoria, la irritabilidad, los cambios de humor, la falta de ilusión e iniciativa, incluso la desesperanza, son síntomas que afectan de forma directa a las personas que rodean a quien sufre una depresión.

Alejandra se iba dando cuenta cada día de que la angustia no era lo peor que le pasaba, ni la tristeza aguda, la desesperanza o la irritabilidad, sino las consecuencias que su enfermedad estaba generando en las personas que la rodeaban. Porque muchas personas con este tipo de trastornos se sienten muy incomprendidas. Por ello se tiende al aislamiento. Y ella sabía que era precisamente lo que estaba haciendo. No pretendía que sus hijos la comprendieran. Al fin y al cabo eran niños, y no se les podía pedir más. Ellos también sufrían por el estado de salud de su madre. Y ahora, con la separación, eran más vulnerables que nunca. Y Alejandra se sentía mal, culpable de su propia enfermedad, desolada por ver a sus hijos sufrir y por todo lo que estaba pasando en su vida. El dolor la estaba dejando más delgada de la cuenta, pues casi no comía. Su falta de autocuidado era patente. Había dejado de ser aquella mujer femenina y que siempre andaba muy bien arreglada. Era de esas mujeres que con un trapito andan bien vestidas, tenía mucho gusto a la hora de vestir. Un gusto clásico, pero diferente. Era polifacética, lo mismo la veías con tenis y un traje de saco que con unos tacones y medias que la hacían atractiva allá donde fuera. Llevaba ya semanas que ni se maquillaba, con el pelo recogido en una cola, y siempre en jeans y tenis. Le importaba poco su físico. No era consciente de la pérdida de peso, hasta que se lo empezaron a decir. No le daba importancia.

Llegó la noche y, una vez que hizo la cena y la comida del día siguiente para sus hijos, les pidió que se acostaran temprano. Necesitaba estar a solas en la sala de su casa para pensar cómo les diría a sus padres que ahora Ignacio y ella vivían separados. Le daba pánico dar ese paso. No era que tuviera miedo, era que no sabía cómo explicarlo. Se sentía tan culpable que se paralizaba por completo. Pero esa noche quería comunicárselo a su madre. Así que acostó a los niños relativamente temprano y se sentó a solas con su teléfono. Su madre le llamaba en innumerables ocasiones a lo largo del día. Sabía que algo iba mal, su delgadez y la mala cara que tenía últimamente no la dejaban tranquila. Sabía que algo le pasaba a su hija. Es de esas cosas que las madres saben desde el primer momento, como si tuvieran una antena parabólica para detectar los estados anímicos de los hijos y las razones que los llevan a ello.

Se armó de valor, marcó el número de su madre y el teléfono comenzó a sonar. No pudo ni decir «hola», comenzó a llorar sin poder parar; con el habla entrecortada intentaba decirle a su madre qué le pasaba. No podía, era imposible que alguna palabra saliera de su garganta, la angustia la devoraba. Su madre no tenía un pelo de tonta, y comenzó a preguntarle: «¿Qué te pasa? ¿Qué ocurre? ¿Qué te ha pasado?». Una vez que terminó de hacer mil preguntas, Alejandra se calmó unos minutos y pudo comenzar a hablar. Como buenamente pudo, intentó explicar su situación, la enfermedad que le habían diagnosticado y cómo se encontraba.

Su madre sabía bien de qué hablaba, pues ella también había pasado por una depresión hacía muchos años, debido a un cáncer de mama. Fue demoledor para su madre ver que su propia hija vivía lo que ella había experimentado. Su madre siempre le decía que prefería un cáncer a una depresión. Ahora comprendía la barbaridad de la frase. Solía decir que su madre exageraba un poco con esa expresión, pero en esos momentos cobraba sentido. Comprendía por qué su madre no quería sufrir esa enfermedad de nuevo, y se cuidaba mucho de recaer. Encontró en ella un apoyo y alguien que la comprendía.

La comprensión es algo que en esta enfermedad es complejo. El mundo que te rodea te pide que te levantes, que salgas, que te relaciones, que no te aísles. Sin embargo, es lo peor que se puede hacer. La persona deprimida no tiene fuerzas, ganas, motivación ni capacidad siquiera de seguir adelante. Si insistimos, generaremos el efecto contrario. Porque, al sentirse incapaz, se hunde más. Muy al contrario de lo que se piensa normalmente, el apoyo del entorno de la persona que sufre esta enfermedad es de vital importancia. Pero, para que la ayuda sirva de verdad, hay que darla desde una cierta distancia. Es decir, no hay que agobiar de forma constante al enfermo ni llamarle más de lo normal, porque podemos provocar la reacción contraria. De nada sirve aconsejar desde el punto de vista de uno mismo. Ni dar opiniones basadas en otras experiencias. No tiene sentido decirle a una persona que sufre una depresión que lo que tiene que hacer es salir y pasarla bien, porque esto le generará abatimiento, sentimientos de culpa por sentir que no puede. La impotencia y la frustración se apoderarán de ella, imposibilitarán su mejoría y empeorará. Porque ¿a alguien se le ocurre pedir a una persona que sufre un resfriado que deje de tener mocos? Pues aquí pasa lo mismo, no podemos pedir a un deprimido que se levante de la cama, salga o haga ejercicio, cuando la enfermedad no lo deja. Muy al contrario, debemos ser empáticos, transmitirle comprensión, calmarlo con mensajes de apoyo. La persona que padece una depresión es extremadamente sensible a los diversos ofrecimientos de ayuda. Por ello es muy importante saber ofrecerla, no ser intrusivo o incluso maternal en dicho ofrecimiento. Hay que detectar sus necesidades y saber ver los tempos de cada uno. Si la persona enferma detecta sobreprotección, puede sentirse inútil y ello no ayudará a la mejoría, al contrario, empeorarán los síntomas de la depresión.

La persona deprimida no ha olvidado quién es en cierta forma, aunque sí vive una lucha continua entre quién fue y quién es ahora. Por ello, forzarla a realizar actividades, deportes o salidas que no le agraden en ese preciso instante, aunque en otro momento sí lo hiciera, puede ser contraproducente, porque siempre está cansada y lucha por dejar de sentirse así. Ponerla en jaque es hacerle sentir un descrédito o falta de aprobación, sensación que no hará más que acrecentar los síntomas o la gravedad de la depresión.

Mantener una actitud abierta, sin desacreditar, valorar sus sentimientos, es de vital importancia para la recuperación. Aunque no está de más aportar esperanza y soluciones

inmediatas sin ningún tipo de acritud, motivando y reforzando los esfuerzos que hace la persona para salir adelante.

Eso esperaba Alejandra de su entorno, que valoraran el esfuerzo titánico que hacía por mantenerse de pie, seguir adelante con sus hijos y sacar su hogar adelante como siempre había hecho.

La conversación con su madre por teléfono en esa noche fría fue reveladora. Sintió, después de mucho tiempo, una voz cálida y amiga que la ayudó a soltar cierta angustia. No se sintió juzgada en ningún momento, sino todo lo contrario. Le contó cómo habían sido las últimas semanas y por qué había llegado a esa situación. Aunque ella ya sabía que su madre iba por delante, que le diría todo aquello que no quería escuchar, aunque tuviera razón. Le pidió que no discutieran y que fuera comprensiva, y sorprendentemente lo fue. Su madre era una mujer hecha a sí misma, y la empatía y la comprensión no eran su fuerte. Sin embargo, en ese momento Alejandra encontró esa madre que tanto necesitaba. La extrañaba mucho, y en ese preciso instante la encontró. Colgó con cierta paz interior, se secó las lágrimas y se fue en silencio de la sala, recorrió los escasos metros que la separaban de su habitación y puso la alarma en el celular para comenzar de nuevo al día siguiente.

La alarma sonó como una pesadilla. Esta vez Alejandra se sintió como si se hubiera bebido sola dos botellas vino, con una resaca que no la dejaba salir de la cama, pero tenía que levantarse como cada día para preparar el día de escuela de sus hijos y comenzar su jornada laboral. Y así lo hizo. Despertó a su hijo mayor, le hizo el desayuno y lo llevó a la escuela, para luego volver y ponerle el desayuno al pequeño y llevarlo en coche a la escuela como cada día. Como cada día, se dirigió al consultorio y comenzó a ver todos los casos que tenía. Aunque hoy era más liviano, sentía el apoyo de su madre y era de vital importancia para ella. La sensación de soledad la estaba destruyendo en cierta forma. No ayudaba sentir que cada uno seguía con su vida, cuando la suya se había detenido en seco sin saber cómo activar el botón de *play*.

Y así fueron pasando los días de la semana hasta llegar al viernes. De nuevo tendría que hacer la maleta para irse al departamento, dejar atrás a sus hijos, dejar su hogar, su cama, sus roperos, su cocina, su vida, su identidad. A las siete en punto llegó Ignacio con su maleta, listo para volver a entrar. Abrazó a los pequeños como si hubiera pasado un año. Esa imagen se le quedaría grabada de por vida a Alejandra, que sintió que se rompía de nuevo. El brillo de la mirada de sus hijos, los gritos de «papá, cuánto te hemos extrañado» y ese abrazo que duró minutos le hicieron sentir más culpable todavía, sin saber qué hacer ni qué decir.

Ignacio se ofreció a llevarla al departamento para que no tuviera que tomar un taxi. El departamento estaba en pleno centro de Sevilla y no tenía muy buen acceso, llegar con el coche era toda una aventura; por las callejuelas de esta ciudad se puede salir con el coche con más de un golpe. Alejandra tomó sus cosas y abrazó a sus hijos como jamás lo había hecho. Comenzaba a sentirse más cerca de ellos que nunca. Les dijo que fueran buenos, que se portaran bien con su padre y que les llamaría cada día para ver cómo estaban. Cerró la puerta de su casa con la sensación de dejar tras de sí el tesoro más valioso de su vida. Pero, por otro lado, sentía que era la mejor decisión; que ellos la vieran continuamente llorando no era bueno. Sabía lo que era tener a una madre enferma, y la sensación que deja en la infancia. Los padres debemos tener cuidado con la información que damos a los hijos, y sobre todo con cómo mostramos nuestro mundo emocional, porque marcará la diferencia en su mundo adulto. Los niños viven a través de nosotros, y cómo vivamos nuestro presente a nivel emocional dejará cierta huella en su camino por la vida. Y Alejandra lo sabía. Ser psicóloga, tener información del funcionamiento de la mente humana, y todo el conocimiento que ya acumulaba después de tantos años de estudio y práctica profesional, la hacía más vulnerable. A veces es mejor vivir en la ignorancia que saber todo lo que ocurre a tu alrededor. Ella sabía que esta situación marcaría los caminos no solo de sus hijos, sino también de Ignacio y de ella misma.

Ignacio y ella hablaron durante el camino de cómo habían pasado la semana. Alejandra apenas podía hablar. El llanto se hizo presente de nuevo. No pudo contarle mucho en el camino, no le salían las palabras. Él intentó calmarla, pero su angustia era inevitable, se sentía perdida, vacía y sin rumbo. Llegaron a la puerta del departamento, se estacionaron en una esquina y él bajó las cosas de Alejandra. Se dieron un abrazo y se despidieron sin más, deseándose una buena semana. Ella solo pudo decirle: «Por favor, cuida a mis niños». Él le guiñó un ojo y le contestó: «No lo dudes, descansa, por favor, tienes cara de cansada. Come bien y duerme. Aprovecha el tiempo que no estás con ellos para estar tranquila». Ella le dio las gracias y abrió la puerta de la reja; a la izquierda se encontraba el departamento. Sentía que iba a un lugar oscuro, frío y sin sensación de hogar. No tenía ganas de estar allí, quería volver a su cama, con sus hijos, sus sonrisas, sus bromas e incluso sus travesuras. Necesitaba el calor de su hogar y no encontrarse sola, ante la frialdad de un departamento que no tenía la calidez de un hogar.

Y así comenzó de nuevo una semana sin sus hijos. Era viernes, nueve de la noche, y fuera se escuchaba a la juventud aprovechando las últimas horas que dejaba el estado de alarma. A las once había que estar en casa, y se notaba en la calle. Se dispuso a deshacer la maleta, pero, de nuevo, no pudo contener las lágrimas y no sabía por qué. Puso música para no sentirse sola y, de pronto, dejó de deshacer la maleta. Se sentó en la cama, abrazó la almohada y siguió llorando sin consuelo. Sin poder parar de llorar, extrañaba a sus hijos, extrañaba la serenidad de una vida pasada, aunque no fuera feliz, pero al menos no tenía la angustia que ahora la consumía por dentro.

Pasó una hora, y dejó la maleta a medio deshacer, qué más daba, estaba sola, al día siguiente era sábado, no tenía mucho que hacer. Se dirigió a la cocina, encontró una botella de vino, se puso una copa, encendió la pequeña estufa que se había traído de su casa, tomó una cobija y se tiró en el sofá. Se quedó mirando la inmensidad de la nada, escuchando música, con un rollo de papel higiénico cerca. Y sin parar de llorar, le dieron las doce de la noche. No quiso llamar a sus hijos, no tenía voz, estaba agotada, el llanto la dejaba sin fuerzas. Y así mató las horas antes de dormir. Se tomó el medicamento que su compañero le había mandado para poder conciliar el sueño, y cayó rendida en la cama. Pensó, antes de cerrar los ojos, qué pasaría si desapareciera de este mundo. Y así, con este pensamiento tan demoledor, cerró los ojos y se durmió.

Amaneció de nuevo, y Alejandra llevaba ya despierta desde las cinco de la mañana, no podía dormir. No llegaba a descansar más de cuatro o cinco horas. Se quedó en la cama. Fuera hacía frío. No sabía si Ignacio le había dejado en el refrigerador algo para desayunar y tampoco es que le importara mucho, no tenía mucha hambre. Llevaba ya semanas casi sin comer, la alimentación en su caso había pasado a segundo plano, y no es que estuviera muy orgullosa, aunque se dedicaba poco a pensar en ello. Decidió quedarse entre las sábanas descansando.

El sol entraba por la ventana augurando un día frío, pero con un solecito de estos que invitan a pasear por la ciudad. A ella estos días le encantaban, pero ahora ni siquiera les daba importancia. Agarró la almohada y se la echó encima, no tenía ganas de hacer nada. Abrió la cortina de la habitación, que daba justamente al patio común, y sintió por primera vez una sensación de extrañeza, no sabía qué hacía allí, sola, en una cama que no era la suya... y el teléfono de repente comenzó a sonar.

Alzó la mano hacia el buró y tomó el teléfono, era su hijo mayor. Por un momento se sintió acompañada. La llamaba para saber cómo estaba, y decirle que la extrañaba mucho. En ese momento Alejandra dejó de sonreír para comenzar de nuevo a llorar. Le pidió disculpas a su hijo por sus lágrimas, y le comentó que le llamaría después. Alejandra arrojó el teléfono sobre la cama y se volvió a recostar, tapándose la cara con la almohada. Suspiraba y sollozaba.

No sabía por qué. Las lágrimas volvieron y con ellas la angustia. La tristeza la invadía.

A pesar de la luz que entraba por la ventana, su día se presentaba gris. No era capaz de ver lo bonito del día, era como si fuera un día gris, de tormenta, frío y desapacible, en que lo único que se antoja es quedarse en el sofá. Y eso hizo. No se sentía con fuerzas y decidió quedarse en la cama.

Hay situaciones o momentos en la vida en los que nos sentimos «deprimidos» o «tristes», y hasta podríamos decir que tenemos problemas para conciliar el sueño, y eso no significa que estemos padeciendo una depresión, pues son situaciones que pasan en la vida y reaccionamos de formas muy diferentes. Que estemos más o menos predispuestos a padecer este trastorno depende de nuestras habilidades, de las herramientas que tengamos para analizar los acontecimientos y de la capacidad de generar una percepción más optimista o pesimista.

En este caso, Alejandra no estaba solamente triste, padecía un trastorno depresivo y estaba en el peor momento de la enfermedad. Era domingo y había decidido ahogarse en las lágrimas. El teléfono sonó varias veces. Era su madre invitándola a comer y a dar un paseo. Ella no se encontraba con fuerzas de ver a sus padres. El hecho de levantarse, bañarse, arreglarse y caminar era algo impensable. Además, no quería que su madre la viera en ese estado. Tenía unas ojeras negras, cual oso panda, el cabello desarreglado —necesitaba una visita a la estética urgentemente—, y sabía que, si su madre la veía así, estaría encima de ella cada día, para que se arreglara, se cuidara, se saliera a la calle y dejara todo atrás.

Su madre era una señora con una energía imparable, nunca la encontrabas desganada. Tenía mucho estilo, además de una elegancia innata. Era una mujer muy presumida y siempre estaba a la moda. Disfrutaba comprando ropa, al contrario de Alejandra, que odiaba ir de compras. Las aglomeraciones le asustaban muchísimo, algo paradójico cuando menos, ya que se metía sin problemas en una bulla de Semana Santa en Sevilla. Alejandra había decidido quedarse en el departamento y así sería. Comentar a su madre cómo se encontraba y en la situación física en la que estaba no entraba en sus planes.

El teléfono volvió a sonar alrededor de las cinco de la tarde. Era su íntimo amigo Antonio, tenía ganas de verla. Ignoraba cómo se encontraba su amiga. Alejandra le contó que estaba en un departamento en el centro de la ciudad debido a la separación de Ignacio. Antonio no daba crédito a lo que escuchaba. ¿Qué se había perdido? ¿Pero qué había pasado en la vida de su mejor amiga? Hacía casi seis meses que no hablaba con ella, el trabajo era prioridad para él. Nunca se había casado y no tenía hijos, era profesor en la universidad y estaba enfrascado en sacar la cátedra. No le permitió decir que no. Le colgó y no pasaron ni veinte minutos hasta que sonó el timbre del departamento.

Alejandra se levantó del sofá, vestida con un pants tejido de los que se usaban en aquel momento (porque, aunque lo negara, había heredado de su madre la elegancia; jamás se le podría ver con un pants o en pijama si no fuera porque estuviera en la cama). Abrió la puerta y allí estaba él, su mejor amigo, su *alter ego*. Le dio un largo abrazo, de esos que curan las heridas más profundas. Se sentaron en el sofá, mientras ella no paraba de llorar. Él le tomó la mano y le preguntó qué estaba pasando. Ella lo miró con una mirada que lo decía todo: «No puedo más». Su amigo lo entendió sin cruzar una palabra. La abrazó de nuevo y le dijo que todo saldría bien. Hablaron durante dos horas. Ella le explicó todo lo que había pasado hasta ahora y su incomprensión de cómo había llegado hasta ese punto. Su relato comenzó desde que le diagnosticaron el tumor de vesícula en julio del año anterior y la intervinieron en septiembre. Era tal su fortaleza que, como siempre, sentía que las personas de su alrededor no le daban la importancia que tenía. Y esto solo acababa de empezar. Ella creía que una vez superada la depresión todo se pondría en su lugar; no era consciente de lo que estaba por llegar, y no iba a ser nada fácil. Tendría que sacar una gran dosis de resiliencia y paciencia.

Antonio la acompañó toda la tarde, hablaron de todo, de Ignacio, de los niños, de su trabajo, de su situación actual y, cómo no, de su enfermedad. Antonio no daba crédito a lo que escuchaba, sentía que su mejor amiga se hundía y no sabía cómo ayudarla. Le tomaba la mano como una forma de decirle que todo estaría bien. Pero sabía que Alejandra no estaba bien, y dudaba que la decisión de alternarse cada semana entre su hogar y ese departamento fuera buena idea. Sentía que a su amiga, a la que tenía como una mujer fuerte y resiliente, capaz de todo y con una fuerza infinita, se le habían agotado todas las fuerzas. Jamás había visto y sentido así a Alejandra. La conocía desde los dieciocho años, había vivido con ella varias etapas de su vida, hechos que podrían marcar de por vida a una persona y de los que, sin embargo, ella salía airosa con su sonrisa y sus ganas inalcanzables de vivir. Era una enamorada de la vida, y ahora la veía tirada en un sofá, en un departamento oscuro y frío, llorando amargamente por una situación que en otro momento habría sobrellevado mejor.

La tarde se fue entre lágrimas y plática. Y llegó el momento de irse. Antonio dejaba atrás a una mujer desesperanzada, con una enfermedad que jamás había mirado de frente. Se sentía incapaz de ayudar a su amiga, la de la eterna sonrisa. Y cerró la puerta con una sensación de desazón y tristeza que lo hizo volver a su casa caminando cabizbajo y pensando en cómo ayudar a Alejandra para sacarla del agujero donde había entrado.

Y llegó el lunes, y de nuevo una semana por delante de duro trabajo, y vuelta a la rutina que ya a Alejandra le parecía insoportable. Se despertó después de dormir escasamente dos horas. Sentía que su cuerpo estaba cada vez peor, sin energía, casi sin apetito, y con ganas de tirar la toalla. Eran pocos los momentos, pero cuando llegaban, se bloqueaba, sin claridad de pensamiento para conseguir la fuerza que siempre había tenido y seguir adelante.

Así transcurrieron los días hasta el deseado viernes, cuando, de nuevo, vendría Ignacio por ella y se iría a casa con sus hijos. Tenía muchas ganas de verlos. Cada día que transcurría se daba cuenta del tiempo que no había pasado con ellos, el tiempo que había invertido en el trabajo, ayudando a los demás y trabajando para otros. Y mientras, se perdió dos años de la vida de lo más preciado que se puede tener, que son los hijos. Alejandra volvía a encontrarse con sus hijos. Sentía que ellos comenzaban a ser la prioridad y su referente, su brújula, por quienes seguir caminando, por quienes luchar cada día. Se sentía muy culpable a la vez que aliviada por saber que tenía una nueva oportunidad de encontrarse con ellos. No era que no hubiera estado ni que se hubiera ido a la India a vivir dos años. Era que durante los dos últimos años había dedicado muchas horas a trabajar, y eso hizo que estuviera más ausente en su casa. Había abandonado en cierta forma a su familia y por ello se sentía profundamente culpable y arrepentida.

Más allá de sus sentimientos, o de cómo ella vivía esa etapa de su vida, las personas de su alrededor no lo veían así. Ella era una luchadora nata, y no se agotaba de trabajar. Hacía lo que hiciera falta para que a sus hijos y en su hogar no faltara nada, y no se había dado cuenta de que ponía en jaque su salud. Un tumor en julio del año pasado, una depresión en enero, qué más le podría pasar. Qué vida ésta; todavía la podía sorprender. Ella soñaba con salir de ésta con la tarea aprendida, pero la vida no se da por vencida. Hasta que no aprendes todo lo que debes, te lo pone difícil una y otra vez. Porque la vida no sigue, la vida espera con paciencia a que aprendas a encontrar tu camino, y hasta que no lo hagas las piedras serán incontables. Y eso estaba haciendo Alejandra, comenzaba un camino, sin darse cuenta, que la llevaría a aprender a vivir sin la mochila tan pesada que llevaba desde hacía tantos años.

Así se sucedieron las semanas. Semana sí, semana no. Los niños se acomodaban a la nueva situación, y mientras, Ignacio y Alejandra ya estaban a kilómetros de distancia. Casi no se veían, unos minutos los viernes para intercambiar maletas y poco más. Hablaban también poco; Alejandra no se sentía con fuerzas para hablar con él, prefería que le escribiera por WhatsApp, así evitaba que la viera llorar de forma continuada. Los hijos le hacían preguntas incómodas, como «¿se van a divorciar?», «¿cuánto va a durar esto?». Alejandra no sabía qué responder, se bloqueaba y dejaba en silencio la respuesta. Cada vez que escuchaba la palabra *separación*, le temblaba el cuerpo entero. No quería enfrentarse, paradójicamente, a una decisión que había planteado ella. Sentía que estaba en un laberinto sin salida. No era capaz de pensar con claridad, no era capaz de comprender la situación.

Algunas noches, cuando se encontraba a solas en aquel departamento frío y oscuro, pensaba de nuevo en terminar con su vida. El dolor se le hacía insoportable y había veces que el miedo se apoderaba de ella. Ya no solo convivía con la angustia y el sufrimiento, ahora entraba en juego el miedo. Se sentía en la soledad más profunda, rodeada de tanta gente y a la vez tan sola. No tenía voz, sentía que nadie la escuchaba. Se sentía culpable por la situación en la que se encontraba, por el dolor que veía en los ojos de los suyos, por las llamadas de preocupación de las personas de su círculo, por su familia. Le daba pánico salir, hablar con amigos, ver gente. Se daba cuenta de que poco a poco se estaba encerrando en sí misma, y sabía que esa actitud era la peor decisión que podía tomar.

El mes de abril llegó sin darse cuenta; todas esas semanas atrás habían sido terribles, una montaña rusa que no había parado en ningún momento. Alejandra se sentía agotada de tanto llanto, de tanta tristeza y tanta desazón. No sabía qué decisión tomar para cambiar el rumbo de su vida y salir de la pesadilla de la depresión. Tenía sesiones cada semana con Jaime, y con Jorge para la revisión de su medicamento. Aunque sentía una leve mejoría, en el fondo el dolor más profundo todavía no se había disipado. Sus hijos estaban relativamente bien, seguían haciendo preguntas a la par que se adaptaban a la nueva situación. Eran conscientes de la enfermedad de su madre, aunque no llegaban a comprender por qué se encontraba así. Era una enfermedad muy difícil de comprender para ellos, y se sentían impotentes de no saber cómo ayudar a su madre, cómo recuperar a esa madre que seguía en su memoria.

Reflexiones de una psicóloga:

- La evolución de cada persona puede ser diferente. Hay pacientes que al año comienzan a mejorar, y otros tardan dos o tres. Múltiples variables pueden incidir en ello: el tipo de personalidad, el propio tratamiento, la psicoterapia, el apoyo que rodee a la persona, etc.
- La evolución no tiene por qué ser lineal. Tampoco tiene por qué ser ascendente. Hay casos en los que parece una montaña rusa, un día te levantas con más ánimos y otro te levantas a duras penas. Es un proceso arduo y lleno de altibajos, pero no por ello hay que perder la motivación por salir.
- Saber a lo que nos enfrentamos, comprender que es un proceso largo, un camino lleno de piedras muy pesadas y a la vez lleno de descubrimientos, nos ayudará a no tirar la toalla a mitad de camino. El sufrimiento es patente, nadie lo duda. Encontrar el camino de la comprensión, de la aceptación y una actitud de superación es muy importante. Poco a poco, el medicamento va haciendo efecto, la psicoterapia abrirá nuevos caminos y con cada sesión se irá avanzando hasta encontrar definitivamente la mejoría y sentir que se ha salido por fin.

8

La mejoría

Alejandra no sentía la mejoría que ella esperaba; sin embargo, estaba mejorando muy poco a poco. Llegó el mes de mayo, con el consultorio hasta arriba de pacientes, y con la gestión de su vida más o menos encauzada. Se acercaba el momento de dejar el departamento, y debía enfrentarse a una decisión que podría cambiar su vida para siempre. No se encontraba con fuerzas para tomarla. Y no sabía cómo ni cuándo sentarse con Ignacio y con sus hijos.

Mientras tanto, la vida seguía avanzando. Y una mañana de mayo recibió una llamada. Era Miguel, un antiguo cliente de una empresa en la que ella había trabajado. Él era un empresario de reconocido prestigio, estaba casado y tenía dos hijos. Alejandra no lo conocía mucho, pues solo habían tenido una relación laboral muy corta. La llamada la tomó por sorpresa, pues era la última persona con la que esperaba hablar esa mañana.

Alejandra siempre era dulce y educada, era difícil verla en un momento de enojo o fuera de sus casillas, tenía paciencia para dar y regalar y su capacidad comprensiva era envidiada en muchas ocasiones. Era capaz de expresar de una forma muy elocuente sus emociones y tenía un carisma arrollador.

Miguel le preguntó cómo estaba y comenzó una conversación que duró casi una hora. Hablaron de lo que había pasado en sus vidas desde que terminaran su relación laboral. Y así los dos fueron conocedores de ambas situaciones a nivel personal. Miguel se había divorciado hacía tres años, y ella estaba en pleno proceso de separación. Alejandra se sentía extraña, no lograba entender la llamada. Durante la conversación se sintió halagada y quizá hasta cortejada, pero no llegaba a creer qué sentía. Porque ella ya no creía en ella. ¡Cómo el gran Miguel podría fijarse en ella! Era imposible, ella no sentía que valiera la pena que la conocieran, pues no creía tener valor alguno. Fueron terminando la conversación y él le comentó que vivía en Madrid, pero que bajaría la semana siguiente para cerrar algunos asuntos en Sevilla. Le propuso quedar para invitarla a comer. Y ella aceptó, aunque no tenía muy claro por qué lo hacía. Se quedó en silencio en la habitación intentando entender qué acababa de pasar.

Cuando colgó el teléfono, se sintió extraña. No sabía qué pensar, ni siquiera se creía la llamada. Hubo incluso un momento en el que pensó que alucinaba, literalmente. Cómo iba a ser posible almorzar con Miguel, un referente a nivel empresarial en Andalucía y, con seguridad, en España. Una persona a la que admiraba profundamente. Le recordaba a su padre, quien en su momento fue muy reconocido en su ámbito. No podía creer lo que le estaba pasando. Y sintió por primera vez algo diferente dentro de todo su dolor.

Por un momento se sintió distinta. No era ni capaz de identificar qué sentía, solo que por primera vez no era el dolor tan profundo experimentado hasta ahora. Alejandra siguió su día con la ilusión de volver a hablar con Miguel. Se sentía incluso algo nerviosa. Y le gustaba sentirse así, no tanto por la propia sensación, sino porque por primera vez en meses sentía por fin algo diferente. Alejandra sonreía, levemente, al deambular por su casa, y esa pequeña sonrisa la retroalimentaba de una forma extraordinaria. No solo porque fuera la primera vez, sino porque se dio cuenta de que se alejaba de su enfermedad.

Es de suma importancia en una depresión ser consciente de tus emociones y poder identificar la fuerza que tiene una sonrisa en la propia mejoría. No negar lo que se está sintiendo y poder compartirlo es fundamental. Y eso hizo Alejandra.

Llamó enseguida a su íntima amiga Carmen para contarle la llamada y explicarle con todo lujo de detalles la conversación de una hora con Miguel. Su amiga sintió un alivio como nunca antes. Esbozar una sonrisa era un logro titánico para una persona que padecía una depresión. Y así se lo hizo ver. Le pidió que disfrutara ese momento y, por supuesto, apoyó la decisión de ir a almorzar con Miguel. Por fin veía a su mejor amiga pensando en algo diferente de la angustia, la tristeza, la depresión.

Carmen era psicóloga como Alejandra, aunque de una corriente diferente. Alejandra se apoyaba mucho en ella. Bueno, en realidad, eso había sido en un pasado, porque en los dos últimos años Alejandra no había contado con ella para nada. Se había metido en una espiral de trabajo, y con ello en su propia autodestrucción. Ese día se reencontró con quien la había acompañado en su vida por más de veinte años.

Poco a poco pasaron los días, entre llamadas a Carmen, visitas a sus padres y la gestión de su consultorio. El día X llegó, y se sentía bien por primera vez. Cuando se enfrentó a elegir la ropa que se pondría para el almuerzo con Miguel, tuvo un contacto de nuevo con la angustia. Alejandra había perdido mucho peso, casi veinte kilos. No tenía ropa que le quedara bien, y para colmo no se había preocupado por renovar su clóset, y eso la frustraba. Sentía que había sido muy negligente consigo misma al no cuidarse, no protegerse... Se sentía muy desdichada. A pesar de que días atrás estaba ilusionada, ahora, delante del ropero, sintió que había pasado varios meses haciéndose daño de forma continuada, y eso no la ayudaba. Porque no entendía cómo había llegado hasta ese punto. Comenzó a sentirse culpable. Y ya fue imparable, la angustia volvió a ser la protagonista del momento. No lograba comprender qué le pasaba de nuevo. Sentía como un torbellino de emociones. Sentir de nuevo era ciertamente un alivio. Sin embargo, le hacía pensar en todo lo que había pasado, y en por qué se encontraba en este proceso tan difícil de superar. Sus hijos estaban presentes en todos sus pensamientos y, cómo no, Ignacio también. Se lo imaginaba en el departamento solo, sin hablar con nadie. No era la realidad, pero eso ella lo sabría mucho más tarde. En ese preciso instante sabía que el rumbo de su vida cambiaría para siempre, aunque todavía no el porqué.

Después de una hora frente al ropero, algo muy extraño en ella, logró ponerse unos jeans claros, un suéter áspero y unas botas de color marrón. Se enfrentó por primera vez al espejo, cara a cara, y sintió que no le gustaba nada lo que veía. Tenía que maquillarse, hacía muchos meses que no lo hacía. Sabía que lo sabría hacer, aunque ni ganas tenía. Sentía que se mentía a sí misma. Qué estaba haciendo, a dónde se dirigía, cuál era el rumbo de su vida. Ya no sabía ni qué quería, la confusión se había adueñado de su vida, y se volvió a sentir como un robot, sin emociones, sin ninguna idea clara, aunque esta vez algo dentro de ella le decía: «Ve a ese almuerzo, déjate llevar y verás que todo irá bien». Y así fue. Tomó la bolsa, las llaves y el celular, y se fue a reservar una moto eléctrica para dirigirse al punto de encuentro donde había quedado con Miguel.

Se sentía tranquila, había tomado su medicamento, y quizá no saber a qué se enfrentaba la volvía un poco inconsciente. Poco a poco, el ansiolítico hacía su efecto. Se encontraba en la puerta de casa, buscando con su celular una moto libre cerca. Había una a escasos cincuenta metros, YEGO era su marca preferida. Se dirigió hacia ella caminando, y cuando se encontró al lado, la desbloqueó y se subió. Se colocó el casco y se dirigió al restaurante donde habían quedado. Se sentía tan extraña, era la primera vez que encaraba una experiencia desconocida para ella. Sentía el aire en su cara y el sol brillaba como nunca, o al menos eso pensaba ella. Llevaba demasiado tiempo encerrada entre cuatro paredes.

Llegó temprano, así que decidió dar un paseo por los alrededores. Qué casualidad, estaba cerca del departamento donde en ese momento estaba Ignacio. Qué montaña rusa sentía en ese momento. Sin embargo, pensó, se dejaría llevar. Si en algún momento se sentía mal, sabía que podía tomar un taxi e irse a casa. De nuevo con sus pequeños, que eran los únicos que le daban estabilidad.

Alrededor de las dos y media se regresó camino al restaurante y al encuentro de Miguel. Cuando se acercaba, allí estaba él, pero visiblemente diferente. Ella lo recordaba con traje de saco, muy serio y distante. Y se presentó con una mochila de computadora, en tenis y con una chamarra muy moderna. Se quedó algo sorprendida, no se lo imaginaba así. Se sonrieron al primer contacto visual y se dieron un beso cordial. Ambos se sentaron a la mesa, listos para el almuerzo. Pero Alejandra ya había percibido que algo estaba pasando. Aunque no lo sabría hasta meses más tarde.

Ella se sentía cómoda, aunque extraña. Por momentos quería correr y volver a su casa y, por otro lado, no le importaba quedarse. Cuando llegó el café, decidió que debía irse, la ansiedad comenzaba a aparecer y no quería que Miguel la viera así. Debió de cambiarle la cara porque él le preguntó si se sentía bien; no quería mentir, pero tampoco decirle la verdad. E intentó salir del aprieto, comentando que no había dormido la noche anterior y se sentía cansada. Todavía estaban con restricciones horarias, así que tenía la excusa perfecta. Una vez que terminaron el café, Miguel le preguntó si se le antojaba una copa, pero ella rehusó la invitación y se disculpó; sentía pánico de las bebidas alcohólicas en ese preciso instante. Él insistió, pero Alejandra prefirió pedir un taxi e irse a casa.

Esperaron quince minutos a que vinieran a recogerla y, mientras, hablaron de cómo verse de nuevo. Ella de momento no quería volver a salir. No se encontraba serena y equilibrada como para seguir viéndolo. El coche llegó y se despidieron.

Se subió al coche, cerró la puerta y se dirigió a su casa. En el camino, se preguntó qué estaba pasando en su vida. Su vida era un juego. Estaba indecisa entre un departamento y su hogar. Sentía que su vida estaba desordenada, sin rumbo, tenía todo de cabeza. Y lo peor, no sabía cómo ponerla en orden, entre otras cosas porque no se sentía con fuerzas. En el fondo se decía constantemente lo cansada que estaba, lo agotada que se sentía. Tenía la sensación de haber luchado demasiado tiempo y ni siquiera sabía por qué. Seguramente, en el camino que acababa de comenzar empezaría a encontrar respuestas a su vida, a su enfermedad... Y sobre todo empezaría a ver con claridad cómo volver a enfocar su vida.

Llegó a su casa, abrió la puerta y se encontró a dos pequeños jugando. Les dio un abrazo enorme y se dispuso a preparar la cena. Se sentó con ellos a hablar del día. Y a negociar la cena. El pequeño Manuel quería palomitas, además de la cena, y ver una película. Y al mayor, Ignacio, le daba igual, cenaría y se metería en su habitación como siempre. Ser adolescente es lo que tiene. Aislarse y meterse en su mundo era habitual, y Alejandra lo sabía. Era consciente de que tenía que dejarlo y no insistir.

Cada persona tiene su proceso en función de la etapa vital en la que se encuentre, y ahora su hijo mayor entraba en la adolescencia. Ella siempre decía que los adolescentes se convertían en una especie de Gremlins. Solía emplear esa comparación al referirse a la adolescencia. Comer más tarde de las doce de la noche los convertía en una especie de monstruos reptilianos. Y no era que pensara que los adolescentes fueran malos, muy al contrario, solo que cambian su forma de relacionarse con su mundo, y hay que hacer un esfuerzo como madre para entender ese nuevo lenguaje. Y ella estaba dispuesta a comprender a su hijo Ignacio. Aislarse en su habitación era un hecho más de la etapa en la que estaba entrando. Solo se preguntaba cómo viviría el proceso de sus padres.

Así pasó la noche. Cenaron, platicaron, su hijo pequeño y ella vieron una película y se fueron a la cama. Cerró los ojos acostada en la cama, pensando en sus hijos, en ella, en su momento vital, y lo último que pensó fue que era el primer día que había hecho algo diferente. Era reconfortante, por primera vez no había pensado en la tristeza, la pena, la desazón o la agonía de la angustia. Le gustó la sensación. Y así acabó el primer día de su mejoría. Confiando en que saldría, poniendo de su parte, habiendo salido y tenido contacto con otras personas, sin hablar de su enfermedad. Eso la hizo sentir bien. Acababa de comenzar un nuevo camino, aunque todavía no era consciente de ello.

Al día siguiente Miguel le escribió por WhatsApp para preguntarle cómo se encontraba. Mantuvieron una conversación amigable y cercana. Pero Alejandra notó algo extraño en él. No recordaba detalles importantes del almuerzo y le llamó la atención. Intentó no darle importancia y siguió conversando. Quedaron en volverse a ver cuando él bajara de nuevo de Madrid. Cuando colgaron, Alejandra se quedó con un mal sabor de boca, sentía que algo le pasaba a Miguel, y pensaba en lo peor. Tenía la sospecha de que algo le pasaba a nivel cerebral. Y no se equivocaba, más adelante se confirmaría la peor de sus sospechas.

Las semanas fueron pasando, y poco a poco Alejandra comenzó a relacionarse más con sus amigas, a pasar más tiempo con sus hijos. Se sentaba más tiempo con ellos, a pesar del dolor que le producía estar a su lado. Se sentía muy culpable de cómo se debían sentir. Seguía con las sesiones con Jaime y avanzaba en la comprensión de cómo había llegado hasta allí.

El tiempo de compartir el departamento con Ignacio llegaba a su fin y ambos debían sentarse para hablar del próximo paso. Alejandra no tenía nada claro, se sentía al borde de un precipicio, sin seguridad alguna y enfrentando un abismo sin control. No sabía qué le esperaba en la vida, y eso la tenía en vilo, nerviosa y algo alterada, aunque en el fondo sabía que estaba mejor. Era una doble sensación. Como si de una cebolla se tratara, el corazón de la cebolla, lo más profundo de su ser, se curaba; sin embargo, las capas externas estaban todavía sin sanar. La dualidad estaba presente en su vida, y eso hacía que se sintiera muy insegura a la hora de afrontar cada día.

A mediados de mayo, Miguel volvió a aparecer. Habían hablado de vez en cuando, y Alejandra sentía que debía comentarle qué había notado en él. A ella la fascinaba el cerebro, y todo lo relacionado con la neurología y la neuropsicología le atraía desde que tenía uso de razón. Y tenía conocimientos sobre ello. Por eso detectaba a leguas ciertas disfunciones evidentes. Y era consciente de que a Miguel le ocurría algo, aunque todavía no sabía qué. Quedaron un día para cenar, y esa noche ella le confesó que los días atrás había observado algo extraño en él. Le aconsejó que pidiera cita a un neurólogo, para que le echara un vistazo. Miguel no podía creer nada de lo que le decía Alejandra, pensó incluso que esa chica a la que estaba conociendo y que tanto le gustaba estaba peor de lo que pensaba. Pero le hizo caso y pidió cita sobre la marcha por una aplicación que tenía de su seguro privado. Cuarenta y ocho horas después al menos tendrían una pista de si ella tenía razón o no.

Por desgracia, Alejandra acertó. A los dos días de haber cenado juntos, Miguel le llamó para comentarle que había estado con el neurólogo y que debía hacerse una serie de estudios, entre ellas una resonancia magnética, un TAC, etc. Alejandra no podía creerlo. Se decía a sí misma: «¿en serio, me está pasando a mí esto?».

Entró de nuevo en una escalada de pensamientos destructivos, otra vez sintió que caía, sentía que todo le pasaba a ella, sin haber decidido nada. La vida de nuevo la ponía a prueba y la sorprendía en un momento de vulnerabilidad absoluta. O al menos eso pensaba ella. Miguel la tranquilizó, aunque en su tono de voz Alejandra sintió el miedo más absoluto. Y no era para menos.

En días posteriores le diagnosticaron una hidrocefalia severa, y tendría que ser operado de urgencia. Alejandra no daba crédito, acababa de empezar a intentar poner orden en su vida y ahora otra vez estaba todo de cabeza. Parecía un gato negro; un pensamiento mágico, por supuesto, pero nada era más real para ella. Entraba de nuevo en una espiral de pensamientos autodestructivos, como si ella fuera la culpable de decisiones ajenas o situaciones que otras personas atravesaban.

Llegaron días muy difíciles para ella; intentó estar a la altura, como la caracterizaba. Quiso estar al lado de Miguel en todo momento, aunque las circunstancias no le beneficiaban. Él tenía una familia, que sería la que estaría a su lado. Así que por primera vez no peleó por un sitio, sino que estuvo cuando se le invitó a estar, y ese hecho fue muy importante en su avance. Reconocer tu sitio en la vida es de vital importancia para comprender que la incondicionalidad no es un valor sino un error. Cuando te relacionas con tu mundo de una forma incondicional, las personas de tu alrededor se vinculan contigo con la peor de las exigencias. Y si en algún momento flaqueas, no por intención, sino por error, y no puedes estar siempre, el conflicto está garantizado. Y Alejandra acababa de comenzar los cambios que la definirían en un futuro. Había elegido no ser incondicional. Comenzaba a elegir el camino de la salud mental. Del amor propio, de la autoestima en su justo lugar, de la autovaloración como una persona merecedora de ser amada, respetada, incluso admirada por lo que era, sin caer en el egoísmo o el despotismo más absoluto.

Y así fue como poco a poco Alejandra sobrevivió a la intervención de Miguel. Después de casi veinte días en el hospital, Miguel salió adelante, y sin muchas secuelas. Le esperaba una recuperación pausada, y ella quería estar cerca de él. Alejandra todavía no había comprendido que no debía ser incondicional, sino que debía estar cuando se le pidiera y de una forma muy distinta a como lo hacía antes.

A fines del mes de mayo, el contrato del departamento concluía e Ignacio y ella debían tomar una decisión. Acordaron sentarse a hablar. Ella sospechaba que algo le pasaba al hombre con el que había compartido los últimos veinte años de su vida, y no se equivocaba, aunque las respuestas las encontraría mucho más tarde. Quizá por el medicamento, quizá por el proceso de recuperación, sus instintos más profundos no funcionaban tan bien como ella habría querido.

Quedaron un jueves cualquiera, y tomaron un café rápido. Los dos iban a plantear lo mismo, aunque todavía no fueran conscientes de ello. Ya cada uno miraba hacia otro lado, aunque el dolor que les iba a producir sería insoportable. Porque enfrentarse a una ruptura bajo los efectos de una depresión no era lo más fácil. Sin embargo, la depresión no era la causa de la separación, sino quizá la consecuencia. Está claro que cuando caes en esta enfermedad llega el momento de parar y tomar decisiones para comenzar a cambiar lo que no funciona en tu vida. Quizá este trastorno no es más que la proyección de cómo está tu vida o cómo la has gestionado.

Pidieron un café, y con solo mirarse ya fueron conscientes de lo que iban a decirse. Y así fue. Hablaron calmados de su situación, de cómo se encontraba Alejandra, de si estos tres meses le habían servido para estar mejor y quizá resolver todas las dudas que tenía a principios de año. Alejandra no podía parar de llorar, no sabía ni siquiera qué quería. Pero sabía que debía tomar una decisión. Ambos decidieron que era mejor separarse durante un tiempo para poder sanar las heridas que la vida les había hecho. Los dos sabían que se habían herido por diversas situaciones. Aquí no había, como en cualquier película de Hollywood, malos y buenos, aquí había una pareja que no sabía qué le estaba pasando ni qué dirección tomar. Quedaron en que Ignacio rentaría un departamento cerca de la casa familiar y así proporcionarían a los niños cercanía y facilidad a la hora de cuidarlos.

Y así fue, el 30 de mayo Ignacio salió de casa con sus cosas, varias maletas de ropa y algunos muebles. Poco a poco, esas primeras semanas de junio Ignacio fue alistando su nuevo hogar mientras el antiguo perdía su huella. Para Alejandra era como volver a caer en el pozo más profundo, su confusión era patente, y no sabía cómo actuar. Quería llevarse bien con él, al fin y al cabo veinte años de convivencia no se lograban todos los días. Pero no era consciente de si la decisión era la mejor o la peor. Ignacio se fue haciendo de su nuevo hogar y quedaron en no presentar demanda de divorcio de momento, solo harían un convenio regulador según ley para gestionar a los niños en caso de conflicto. Y así, poco a poco, Alejandra se quedó sola, en su casa, medio vacía, sin recuerdos, y a la vez con la presencia de Ignacio por todas partes. Sentía un vacío enorme y no sabía cómo encarar su nuevo camino.

En junio, Alejandra tenía siempre revisión de mamas. Su madre había sufrido tres cánceres de mama, y desde que tenía uso de razón acudía a su revisión anual. Y este año no iba a ser diferente. Se acercó a su médico de toda la vida, y este le mandó varios estudios, pues detectó algo que no le gustó. Alejandra no lo podía creer, no le quedaban fuerzas para encarar otra posible enfermedad. Otra vez, sin todavía haber salido de la depresión, gestionando una separación compleja por falta de causa aparente, gestionando el dolor de sus hijos, de ella misma, de su familia... Sentía que ya no le podía pasar nada más. Que no era justo que tuviera que pasar por otro trago. Pero la vida es caprichosa, y después de un estudio le diagnosticaron un tumor en la mama derecha.

Y entonces el mundo se le vino encima de nuevo. Había luchado con uñas y dientes para salir de una depresión, psicoterapia, medicamento, cambio de actitud, una separación... ¿qué más le pedía la vida? Sentía que ya no podía con más. Su mundo se le venía encima; sin ganas, sin fuerzas, sin razones para luchar, en la soledad más absoluta, la vida se había apagado para ella de nuevo. No sabía ni cómo expresar el dolor, el sentimiento de impotencia, de lo injusta que estaba siendo la vida con ella, como si ésta fuera alguien a quien echar en cara situaciones. Pensaba en qué había hecho para merecer eso. Pero la pregunta era muy equivocada, nadie es merecedor de nada. Y menos de lo malo que pasa en la vida. Todo es una cuestión de actitud, de compromiso con uno mismo y con sus circunstancias. Nadie elige una enfermedad en su sano juicio. Todos queremos estar sanos, y está claro que algunos más que otros tienen actitudes que protegen más o menos de padecer alguna que otra enfermedad. Aun así, la enfermedad, como la muerte, es inherente a la vida. Podemos patalear, llorar o quejarnos eternamente. Sin embargo, cuando nos diagnostican, la solución no es una pataleta, sino un cambio de perspectiva. Porque la actitud lo es todo en la curación de ciertas enfermedades. Y Alejandra lo sabía. Sabía que, con una madre que había padecido tres cánceres a lo largo de su vida, era cuestión de tiempo que se lo diagnosticaran a ella. Pero el momento no era el mejor. Estaba aún convaleciente de una depresión (bueno, quizá en una fase de leve mejoría) y recién separada, con un abismo por delante. Afrontar ahora esa situación la superaba.

En la ciudad era pleno verano, no había nadie, pocas de sus amigas salían para tener una plática con la que le echaran una mano. Miguel estaba fuera, sus hijos estaban con su padre y sus padres se habían ido como cada año a la playa. Parecía que los astros se alineaban para que se encontrara a solas ante un nuevo reto de la vida. Y solo se preguntaba qué tenía que aprender esta vez. ¿Qué le quería decir la vida de nuevo? ¿Por qué ahora? ¿Por qué así? No encontraba respuestas a nada, y lo peor fue que no las encontraría. Alejandra no se daba cuenta de que cada vez que colocaba la felicidad de los demás por encima de la suya compraba una papeleta para seguir enfermando y no salir de la depresión. Sentía que tenía heridas abiertas que la desangraban cada día, y algún día no muy lejano se daría cuenta de que esas heridas no le abrían la piel, sino que le abrían los ojos a todo lo que había hecho en su vida.

Alejandra recibió la llamada de la enfermera que gestionaba la agenda de quirófanos. Le daban cita para el miércoles siguiente; tenía que entrar en el quirófano cuanto antes. La enfermera fue dulce y cariñosa, y ella lo agradeció. Una palabra de cariño en estos momentos era crucial para ella. Necesitaba agarrarse a lo mínimo que tenía o le ofrecían. Sentía una soledad escalofriante, no sabía cómo comunicárselo a los suyos, aunque pensó que tampoco importaría porque nada cambiaría. Y así fue, no llamó a nadie, le quitó importancia, y se preparó para la intervención. Tenía miedo de lo que fuera a pasar, le angustiaba ignorar lo que vendría en el futuro, aunque lo que más le aterraba era la soledad.

Los días anteriores a la intervención los tenía llenos de pacientes, y aunque no quería suspender las citas, decidió reorganizar la agenda y agruparlos todos para la semana siguiente a su intervención. Dos días antes de esta, ya consciente de que quizá no debía quedarse sola, llamó a Carmen por si andaba por la ciudad, para que se quedara con ella esa noche. No le dio muchas explicaciones, Alejandra no quería ni dramatizar ni exagerar. Prefería no asustar antes de tiempo, aunque ella sabía el alcance de la intervención. Carmen, encantada, la acompañaría; de hecho, se ofreció a recogerla después de la intervención, pues era ambulatoria; le iban a quitar una muestra de tejido y se iría a casa.

El miércoles a las nueve de la mañana Alejandra se apresuraba para llegar a la puerta del hospital. Llegó en una moto rentada, hacía un calor intenso, y se sentía tranquila, aunque la sensación de llegar sola le dolía. Miguel le llamó para saber cómo estaba, y hablaron unos minutos antes de que ella entrara. Luego habló con Carmen para concretar a qué hora la recogería. Ésta le deseó mucha suerte y fuerza. Colgó el teléfono y se dispuso a entrar en el hospital.

Realizó el papeleo necesario y localizó a la enfermera que la llevaría a hacer la prueba. Le indicó que esperara sentada cerca de una puerta gris metalizada. No tardaron en llamarle. Sintió un escalofrío por todo su cuerpo, en el fondo no se sentía con fuerzas para afrontar sola de nuevo otro duro golpe. El equipo que la asistía era de una calidad humana inestimable. Alejandra había pasado ya por varias experiencias en hospitales, por su causa o por la de algún familiar, y jamás había sentido el cariño y el respeto por un paciente que experimentaba en ese momento. Aunque a veces dudaba de que su percepción fuera la correcta porque tenía la sensación de no ser objetiva. Su confianza en ella misma se había esfumado al aparecer la depresión, y no confiaba ni siquiera en lo que sucedía a su alrededor.

Antes de entrar en el quirófano, le indicaron que se cambiara en una pequeña habitación. La típica bata, gorro, etc., que te ponen al entrar en el quirófano. Se apresuró a quitarse la ropa y a ponerse lo que le habían indicado. Necesitaba que pasara tan rápido como fuera posible. Y así fue, unos minutos y estaba lista. Se sentía bastante ridícula, aunque siempre pensaba que después de parir dos hijos las mujeres pierden cierta vergüenza.

Se dispuso a entrar en el quirófano, y allí encontró a los profesionales esperándola. Le llamaban por su nombre, y con una sonrisa le comentaron cómo sería la prueba. Anestesia local y poco más. Comenzaron. Alejandra recuerda que uno de los médicos le acariciaba la cabeza para tranquilizarla. Estaba asustada, sentía terror, pero las palabras del equipo médico la consolaban enormemente, sentía el calor humano que tanto le había faltado meses atrás. La prueba parecía ir bien. Sin embargo, ella intuía que algo se estaba complicando. Y así fue. Salió con el pecho vendado para evitar una hemorragia. Se vistió, algo mareada, y salió a la puerta del centro. Le quedaba esperar los resultados del tejido que le habían quitado, y, mientras, debía permanecer en reposo y estar tranquila para recuperarse cuanto antes.

A la salida la esperaba Carmen, con su enorme sonrisa y su positividad. Alejandra, dolorida, la abrazó como pudo dándole las gracias por tal gesto. Su amiga siempre estaba en los peores momentos y ella era consciente de ello. Se subió en el coche, dolorida y mareada, solo quería llegar a su casa. Con un calor intenso y el torso vendado, necesitaba un vaso de agua fría y acostarse en su cama a esperar a que el dolor pasara.

Sin embargo, unas horas después, el vendaje apareció ensangrentado, y no parecía que fuera a parar. Alrededor de las ocho de la noche se acercaron a urgencias para averiguar qué pasaba. Lo que ya sospechaba Alejandra: se le había formado un hematoma enorme, y habría que intervenir de nuevo. Le recetaron medicamento para aliviar los molestos dolores y volvió a casa con la sensación de que todo le salía mal. Esa noche fue de nuevo un calvario, el insomnio no la dejaba pegar ojo y la angustia de la complicación que había tenido se unía al terror de no saber si el tejido retirado contendría células cancerígenas. Todo era un galimatías que ella no podía resolver, pero que tampoco era capaz de apartar de su cabeza.

Pasaron varios días de curaciones y revisiones diarias. Al quinto día el médico le comentó que tendría que abrir de nuevo la mama para sacar el hematoma que se había formado. Así que le dieron fecha sobre la marcha para intervenirla a la semana siguiente. Esa semana Alejandra se sintió muy sola, sus hijos estaban con su padre, y ella recién intervenida, con demasiados dolores y con una gran incertidumbre. Miguel llamaba de vez en cuando, y su hijo mayor le llamaba a diario. Sin embargo, ella sentía una gran desazón. Y ya no sabía si era la depresión, la intervención o la soledad más absoluta en la que se sentía.

Pensaba que siempre había estado para todos a su alrededor. Siempre había estado dispuesta a ayudar a quien lo necesitara, no solo a quien se lo pidiera. Esa generosidad tan espléndida ahora le pasaba factura. Porque ella necesitaba el cariño más sincero de su gente, y en el fondo no tenía a nadie. Cada uno estaba con su vida, su verano, las palapas, las playas..., y ella con un pecho dolorido, inflamado y a punto de volver a entrar en el quirófano, sola, en el más absoluto silencio. Quizá su gran problema, y quizá lo que la había llevado a la situación en la que se encontraba, era no haber sabido dosificar su generosidad, y sobre todo a quién se la entregaba.

La semana siguiente tenía cita para la nueva intervención. Mientras, pasaba los días a solas en casa. Fuera hacía un calor muy intenso, no podía acercarse a ninguna playa, estaba convaleciente y tenía miedo a una posible infección. Además, la pandemia seguía, la COVID-19 seguía haciendo estragos y no quería contagiarse. Así que comprendió que el verano que le quedaba por delante iba a ser realmente difícil.

Volvió a entrar en el quirófano para solucionar el hematoma, que hacía el dolor insoportable. Al final, se lo extirparon, le dejaron la herida abierta y le dieron pautas de las curaciones que tenía que hacerse a diario en un centro especializado. No lo podía creer, no se podría mover de la ciudad en dos meses porque tenía que ir cada mañana a curarse la herida. Como se decía en su tierra, «pone un circo y le crecen los enanos». Tenía esa sensación de no poder aguantar más golpes, no se sentía con fuerzas, no tenía ya ganas de nada, y creía que volvía a retroceder. Perdía de nuevo el camino, el norte. Se preguntaba qué demonios pasaba en su vida. Qué había hecho tan mal para merecer tanto sufrimiento. Pensaba hasta en el karma, en vidas pasadas, en pensamientos mágicos, porque, cuando un ser humano pierde la sensación de vida, se agarra a cualquier explicación, por muy inverosímil que parezca. Sin embargo, ella no se podía permitir esa opción. Era profesional de la psicología, su conocimiento debería poder ayudarla. Pero no era así, le generaba más dudas, una incertidumbre cada vez más profunda, y apenas encontraba respuestas.

Alejandra era muy voluntariosa, y cada mañana a las ocho se acercaba al centro de curaciones para que le limpiaran la herida y la vendaran de nuevo. Llevaba casi quince días sin sentir caer el agua en la regadera. Pues el momento «aseo» era tremendo. No podía mojarse la herida y era muy incómodo bañarse, como ella misma describía, «a parches», aunque se lo tomaba con gran sentido del humor. Se sentía agotada. En pocos meses había entrado en una depresión, para luego enfrentarse a una de las situaciones más dolorosas, su separación de Ignacio, y ahora una intervención por un posible cáncer. ¿Qué más le podía pasar? No dejaba de pensar en el porqué, y a veces esa pregunta no tiene respuesta.

El problema no es no encontrar las respuestas, sino las preguntas que nos hacemos. No hay situaciones más o menos merecedoras, al menos no es así como pasa en la vida. Somos fruto de nuestras decisiones, y estaremos de acuerdo en que, a veces, la vida golpea fuerte. Hay circunstancias que nos superan y caemos en una especie de letargo de tristeza que puede generar una enfermedad mental, como la depresión. En cualquier caso, el cambio de actitud, de perspectiva, saber girar la mirada no hacia lo que hemos perdido, sino hacia lo que ganamos, no hacia lo que fue, sino hacia lo que pueda venir, y trabajar para que nuestras decisiones sean las más acertadas para alcanzar la propia felicidad, es vital para seguir adelante con nuestra vida.

Pero Alejandra no estaba ahí ni de lejos. Seguía en la estela de la decepción y la pregunta constante acerca de por qué no podía cambiar su vida. Se preguntaba qué tan mala había sido en otra vida para tener tan mala suerte y merecer tanto sufrimiento. La soledad que sentía, en un verano tan extraño, la dejaba sin fuerzas. No sentía el calor de nadie en el peor momento de su vida. Sus hijos estaban lejos, sus padres estaban en la playa disfrutando de unas merecidas vacaciones, al igual que sus amigos. «¿Cómo puedo sentirme tan sola, sin apoyo, sin aliento, sin comprensión, sin nada?», se preguntaba. Y es que sentía en su piel el desgarro de la soledad más absoluta. Una vida por delante, por reconstruir sin fuerza alguna, sin apoyos, sin una brújula para fijar un rumbo, sin una guía. Sentía que de nuevo perdía la vida.

Se preguntaba dónde estaba la solución, qué debía hacer. Qué decisiones tomar para mejorar su estado de ánimo, recobrar la ilusión y ser la que era antes. No era consciente de que ya jamás volvería a ser la misma. Porque esta enfermedad te cambia por completo.

Cuando sales adelante, comienzas a dejar el medicamento y recobras la ilusión, no solo dejas atrás una enfermedad, dejas tras de ti a una persona que no supo poner límites en muchos ámbitos de su vida. La depresión te enseña a andar sobre un camino de ascuas hirviendo, y si se hace bien, jamás se olvida esa sensación de *burnout* vital que te deja sin aliento.

Poco a poco Alejandra fue avanzando, el mes de julio estaba a punto de finalizar y necesitaba una motivación, una señal. Y una mañana se despertó con una idea que le ayudaría en su proceso. Recordó que siempre le decían que era un ser lleno de luz, que brillaba, que su fuerza era inagotable para acudir en los momentos más trágicos de las personas. Y entonces decidió tatuarse una estrella con los cuatro puntos cardinales.

Tenía mucho simbolismo ese tatuaje, porque significaba que, cada vez que lo mirara, debería recordar lo bueno que había en ella. La estrella refleja la luz, la que cada uno tiene en su interior y que muchas veces parece que se apaga; y los cuatro puntos cardinales recuerdan cómo no volver a perderse. Decidió llamar a su amiga Lola; ella entendía de tatuajes, pues llevaba unos cuantos en su piel. Le pidió consejo acerca de con quién hacerlo y si era buena idea. «¡Cómo no iba a ser buena idea!», le dijo ella, pues Lola siempre decía que cada tatuaje debería tener un significado para cada uno. «Lo llevarás siempre en tu piel», le dijo.

Así que Alejandra comenzó a buscar tatuajes que encajaran con lo que ella quería, y encontró tres. El signo del infinito, que para ella significaría la frase «Siempre hacia delante»; la estrella con los cuatro puntos cardinales, para recordar el brillo y el rumbo de su vida, y así nunca perderlo, y, por último, un punto y coma.

Este último es un símbolo de que las dificultades que enfrentamos cada día no son el final, sino un nuevo comienzo. Porque el autor de cada frase de tu vida eres tú mismo, y la frase es tu propia vida. Porque el punto y coma se utiliza cuando el autor pudo haber finalizado una frase, pero decidió no hacerlo. Salir de la depresión significa mucho para una persona que la ha padecido. Ha superado el reto de no poner fin a su vida en algún momento de la enfermedad. Esto supone haber puesto un punto y coma en su vida. Porque la vida debe seguir como tú quieras escribirla.

Y así fue como una mañana Lola y Alejandra fueron con un tatuador amigo, y Alejandra pasó la mañana tatuándose los tres símbolos que había elegido.

Mientras se tatuaba, pensaba en todo lo que había pasado. Seguía con los vendajes del pecho, y seguían acompañándola la tristeza y la soledad, aunque en ciertos momentos sentía alivio. Ya no lloraba a todas horas. Comenzaba a sentir cosas diferentes, y le pasaban situaciones muy inverosímiles. Como que en cuatro días se le descompusieran el coche, el microondas, el termo del agua caliente y la campana extractora. Ese último día, se sentó con una Coca-Cola llena de hielo en la sala de su casa y pensó «¿qué más se me puede romper?». Y pensando, pensando, llegó a la conclusión de que su vida se había roto por completo. Sin embargo, qué paradoja, sentía que le quedaba por delante un tiempo para reconstruir su vida y marcarse nuevos sueños y objetivos. Esa sensación la alivió, porque era un síntoma de mejoría. Y así lo vivió, comenzaba a sentir que asomaba la luz al final del túnel. Era la primera vez que, ante circunstancias adversas, que en otro momento la habrían desbordado, se reía. Se sentía orgullosa de sí misma. Entonces se dio cuenta por primera vez de que asomaba el amor propio. Esa redefinición de una situación le provocó alivio, una sonrisa y menos carga sobre los hombros.

Comenzaba a ser consciente de que mejoraba. El medicamento y la ayuda terapéutica hacían su efecto, y necesitaba seguir así. Encaraba el final del verano con algo, una actitud más positiva, aunque le daba miedo sufrir alguna recaída. Solo de pensar en volver a pasar por los meses anteriores, por tanto sufrimiento, le ponía la piel de gallina. Sentía que ese miedo ya la acompañaría siempre. Y siempre estaría en cierto estado de alerta, más susceptible a percibir síntomas o signos de una posible recaída. Y así es, una vez que pasas por esta enfermedad, se crea un tipo de alerta que te hace estar más atenta a los síntomas de los que tu cuerpo te avisa.

Hay que hacer un esfuerzo por aprender a detectar el cansancio que nuestro cuerpo aguanta, el estrés en exceso, la mala alimentación, la falta de deporte... Apostar por el autocuidado, pase lo pase, sin excusas, sin miramientos, es esencial para no recaer en la enfermedad. No hay que sentir miedo, solo respeto. Como me decía un buen amigo, la depresión es como la mar, hay que tenerle respeto, pero nunca miedo. Hay que saber cómo funciona para que no te tome desprevenido. Haber pasado por esta enfermedad debe darnos una nueva perspectiva de la vida, pues todo lo que hemos estado haciendo no nos ha sentado nada bien. Para no recaer es necesario reflexionar sobre cómo hemos llegado a ese punto de inflexión donde todo nuestro cuerpo ha enfermó y perdimos por un tiempo la salud mental.

Estar alerta a cada señal del cuerpo, aprender a identificar cómo nos habla y nos advierte la sobrecarga que en un momento dado llevamos, nos ayuda a no recaer en esta dolencia llamada depresión.

Conclusión

Llegar hasta estas líneas finales no fue fácil. Han sido meses muy difíciles escribiendo la historia de Alejandra. Su historia me ha acompañado muchas noches, entre otras cosas, porque se parece a la mía propia. Pasar por una enfermedad como la depresión y superarla no es nada fácil.

Me he dado cuenta de que la palabra *depresión* está infravalorada; la gente en general cree que la depresión es algo muy normalizado, y que tiene más que ver con la tristeza que con lo que significa la enfermedad en sí. Últimamente salen noticias de personas conocidas que, o bien terminaron por quitarse la vida, o bien reconocieron que han necesitado ayuda psicológica, incluso psiquiátrica, para poder salir adelante en un momento dado de su vida. Y está bien que se comience a dar importancia a la salud mental. Aunque creo que más importante es saber a qué nos enfrentamos, y dejar de dramatizar y estigmatizar a las personas que buscan ayuda profesional, ya sea para ellas, para un hijo o, incluso, para la pareja cuando la relación está en un punto muerto.

La depresión no es ninguna broma, y nada tiene que ver con la tristeza. Es algo mucho más grave que puede llevarnos a la muerte. Tenemos una idea muy equivocada de cómo se sienten estos enfermos. La frustración constante, la angustia vital que padecen cada segundo, la sensación de oscuridad, miedo, incluso pánico ante lo que sienten y piensan... es horrible. No banalizar la depresión a nivel social, no estigmatizar o apartar a estas personas, sino ayudar, apoyar y comprender, es tarea de todos. Igual que nos hemos concienciado como sociedad en relación con diversos temas no menos importantes, estas líneas quiero que sean de ayuda para arrojar luz sobre una enfermedad quc cada año se lleva más vidas. La depresión no afecta a una población en concreto, es la enfermedad del siglo XXI que cada vez personas más jóvenes padecen.

De la depresión se sale, con trabajo y esfuerzo, con apoyo médico y con apoyo de profesionales de la psicología que se han formado para ello. Se trata de una enfermedad muy seria, que genera un sufrimiento extremo, y en algunos momentos insostenible. Como muchas otras dolencias, es necesario diagnosticarla a tiempo y ponerse en manos de profesionales que acompañen en el camino de la superación.

Quiero por último dar un grito de esperanza. De esta enfermedad se sale, aunque en algún momento se sienta que se está en un túnel oscuro, lleno de sombras, miedos, inseguridad, desconfianza, desesperanza y un largo etcétera de emociones encontradas. Hay luz al final del túnel. Pensar a diario que llegará un día que se vea la luz en algunos momentos alivia. Saber que hay otras personas que han salido, han mejorado y han cambiado su vida ayuda a tener esperanza, a reforzar la actitud, a encontrar el amor propio y a creer firmemente que la depresión tiene un principio y un final.

A los familiares, amigos, pareja, hijos de personas que están padeciendo una depresión, les digo que ellos también pueden acudir a los profesionales para obtener las claves para apoyar de la mejor forma a su familiar enfermo. Nadie nos enseña qué se siente o qué pasa por la cabeza de alguien con depresión. Comprender, conocer y empatizar ayuda a sostener, y por ende a salir adelante, a quien la padece.

Agradecimientos

Este libro se lo dedico a mis hijos. Dos estrellas que siempre arrojan luz a mi vida. Las dos razones por las que sigo caminando en esto que llaman vida. Por haber aguantado como nadie todo lo que hemos vivido juntos y todo lo que vendrá. Por no haber decidido un camino erróneo, por estar siempre a mi lado y por su eterna sonrisa. Me dieron la ilusión y la energía para seguir. Su amor y comprensión han sido claves para poder escribir este libro. Los quiero con todo mi ser. Son el tesoro más importante de mi vida.

Agradezco también a todas las personas que han estado a mi lado, dándome aliento en cada caída, a cada paso. Desde la distancia o en la cercanía, su comprensión, la ausencia de juicios de valor, el apoyo incondicional, la paciencia, la comprensión y la empatía han sido fundamentales para volver a confiar en esto que llaman vida. Son muchas las personas que no me han soltado la mano, por eso, a todos ustedes, les doy un GRACIAS. Porque este libro es consecuencia suya.

Durante este año he aprendido más que en una vida. Este año ha sido para mí la experiencia de comenzar un camino para encontrarme a mí misma, encararme con verdades que estaban frente a mí y que no podía ver. He experimentado decepciones muy profundas de personas a las que quería, y he conocido a otras que me han dado aliento cuando ya no podía seguir. He aprendido a no volver la vista atrás, a seguir adelante pase lo que pase y, sobre todo, a comprender que la vida está para vivirla, como la canción, a tu manera.

#KNODK #DeLaDcpresiónSeSale

Bibliografía

Alonso-Fernández, F., *La depresión y su diagnóstico: nuevo modelo clínico*, Labor, Barcelona, 1988.

Alonso-Fernández, F., *Claves de la depresión*, Cooperación Editorial, Madrid, 2001.

Beck, A. T., Rush, A. J., Shaw, B. F. y Emery, G., *Terapia cognitiva de la depresión*, DDB, Bilbao, 1979.

Estivill, E., y Estivill, C., *El método Tokei*, Plaza & Janes, Barcelona, 2021.

Freud, S., *Más allá del principio del placer*, Akal, Madrid, 2020.

Froján, M. X., *Tratando... depresión: guía de actuación para el tratamiento psicológico*, Pirámide, Madrid, 2012.

García-Herrera, J. M., y Nogueras. E.V. (dir. ed.), *Guía de autoayuda para la depresión y trastornos de ansiedad*, Junta de Andalucía, Consejería de Salud y Bienestar Social, Servicio Andaluz de Salud, 2013.

García-Toro, M. (coord.), *Estilo de vida y depresión*, Síntesis, Madrid, 2014.

Heidegger, M., *Ser y tiempo*, 6.ª ed., Trotta, Madrid, 2018.

Jorquera, A., y Guarch, J., *Tratando... trastorno distímico y otros trastornos depresivos crónicos*, Pirámide, Madrid, 2009.

Organización Mundial de la Salud, *Suicide data* [Monografía en internet]. Disponible en: <https://www.who.int/es/news-room/fact-sheets/detail/suicide>.

Rojas Marcos, L., *Somos los que hablamos*, Debolsillo, Madrid, 2021.

San Molina, L. y Arranz Martí, B., *Comprender la depresión*, Amat Editorial, Barcelona, 2010.